Kohlhammer

Forensische Psychiatrie im Dialog
Interdisziplinäre Impulse für Wissenschaft und Praxis

Herausgegeben von Jürgen Müller, Sabine Nowara,
Margret Spaniol und Matthias Koller

Eine Übersicht aller lieferbaren und im Buchhandel angekündigten Bände der Reihe finden Sie unter:

 https://shop.kohlhammer.de/forensische-psychiatrie-reihe

Die Herausgeberinnen

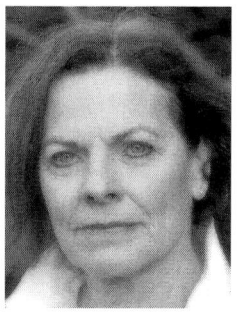

Prof. Dr. phil. Sabine Nowara ist Diplom-Psychologin, approbierte Psychologische Psychotherapeutin und Fachpsychologin für Rechtspsychologie. Sie lehrt als Honorar-Professorin an der Juristischen Fakultät der Universität zu Köln und ist als Gutachterin zu Fragen der Schuldfähigkeit, Prognose und Aussagepsychologie tätig. Sie verfasste Veröffentlichungen u. a. zur Qualität von Gutachten und zur Rückfälligkeit von Sexualstraftätern.

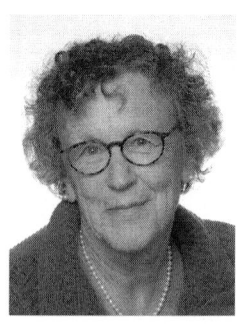

Dr. jur. Margret Spaniol war viele Jahre als Richterin am Landgericht und Oberlandesgericht u. a. mit Entscheidungen zu Vollstreckung und Vollzug von Strafen und Maßregeln befasst. 2012 bis 2021 war sie als Richterin am Bundesgerichtshof in einem Strafsenat tätig. Neben Veröffentlichungen u. a. zum Straf- und Strafverfahrensrecht kommentiert sie Vorschriften des Strafvollzugsgesetzes und unterrichtet an der Universität Freiburg.

Sabine Nowara
Margret Spaniol
(Hrsg.)

Die Grenze zwischen krank und kriminell

Zur Bedeutung der Persönlichkeitsstörungen im Strafverfahren

Verlag W. Kohlhammer

Dieses Werk einschließlich aller seiner Teile ist urheberrechtlich geschützt. Jede Verwendung außerhalb der engen Grenzen des Urheberrechts ist ohne Zustimmung des Verlags unzulässig und strafbar. Das gilt insbesondere für Vervielfältigungen, Übersetzungen und für die Einspeicherung und Verarbeitung in elektronischen Systemen.
Pharmakologische Daten verändern sich ständig. Verlag und Autoren tragen dafür Sorge, dass alle gemachten Angaben dem derzeitigen Wissensstand entsprechen. Eine Haftung hierfür kann jedoch nicht übernommen werden. Es empfiehlt sich, die Angaben anhand des Beipackzettels und der entsprechenden Fachinformationen zu überprüfen. Aufgrund der Auswahl häufig angewendeter Arzneimittel besteht kein Anspruch auf Vollständigkeit.

Die Wiedergabe von Warenbezeichnungen, Handelsnamen und sonstigen Kennzeichen berechtigt nicht zu der Annahme, dass diese frei benutzt werden dürfen. Vielmehr kann es sich auch dann um eingetragene Warenzeichen oder sonstige geschützte Kennzeichen handeln, wenn sie nicht eigens als solche gekennzeichnet sind.

Es konnten nicht alle Rechtsinhaber von Abbildungen ermittelt werden. Sollte dem Verlag gegenüber der Nachweis der Rechtsinhaberschaft geführt werden, wird das branchenübliche Honorar nachträglich gezahlt.

Dieses Werk enthält Hinweise/Links zu externen Websites Dritter, auf deren Inhalt der Verlag keinen Einfluss hat und die der Haftung der jeweiligen Seitenanbieter oder -betreiber unterliegen. Zum Zeitpunkt der Verlinkung wurden die externen Websites auf mögliche Rechtsverstöße überprüft und dabei keine Rechtsverletzung festgestellt. Ohne konkrete Hinweise auf eine solche Rechtsverletzung ist eine permanente inhaltliche Kontrolle der verlinkten Seiten nicht zumutbar. Sollten jedoch Rechtsverletzungen bekannt werden, werden die betroffenen externen Links soweit möglich unverzüglich entfernt.

1. Auflage 2023

Alle Rechte vorbehalten
© W. Kohlhammer GmbH, Stuttgart
Gesamtherstellung: W. Kohlhammer GmbH, Heßbrühlstr. 69, 70565 Stuttgart
produktsicherheit@kohlhammer.de

Print:
ISBN 978-3-17-039178-9

E-Book-Formate:
pdf: ISBN 978-3-17-039179-6
epub: ISBN 978-3-17-039180-2

Geleitwort zur Reihe

Nach den Auswirkunen psychischer Erkrankungen oder besonderer psychischer Zustände und dem angemessenen Umgang damit wird immer wieder gefragt, wenn es zu Straftaten gekommen ist, eine mögliche Gefährdungslage eingeschätzt werden muss oder wenn sonst für das Zusammenleben relevante Fähigkeiten (z. B. Geschäftsfähigkeit, Einwilligungsfähigkeit etc.) einzuordnen sind. Gefragt wird zunehmend auch nach den Rahmenbedingungen, Möglichkeiten und Grenzen der psychiatrisch-psychotherapeutischen Intervention in diesen Fällen. Die Beantwortung dieser Fragen führt an die Schnittstelle von (Forensischer) Psychiatrie und Psychologie auf der einen Seite und Rechtswissenschaften sowie Rechtspraxis auf der anderen Seite. Je nach Fragestellung sind auch Kriminologie, Rechtsmedizin, Suchtmedizin und weitere Fachgebiete angesprochen.

Forensisch-psychiatrische Sachverhalte und Fragestellungen verlangen nach einem beständigen Dialog der beteiligten Fachdisziplinen. Die vorliegende Buchreihe nimmt diesen Dialog auf. Sie beschäftigt sich mit Konstellationen, die ebenso alltäglich wie ganz spezifisch sein können, denen aber gemeinsam ist, dass die von ihnen aufgeworfenen Fragen von einem Fachgebiet allein nicht differenziert beantwortet werden können. Dabei geht es um Konstellationen, die vielfach lebensentscheidende Auswirkungen auf ein individuelles Schicksal haben und die nicht selten auch ein erhebliches öffentliches Interesse auf sich ziehen und eine bedeutende Breitenwirksamkeit entfalten.

Ziel der Reihe ist es, aktuelle, praxisrelevante und kontroverse forensische Themen im interdisziplinären Schnittmengenbereich sowohl wissenschaftlich fundiert als auch für eine breitere fachlich interessierte Leserschaft gut verständlich zu behandeln. Die einzelnen Bände sollen dabei mehr Raum für eine differenzierte interdisziplinäre Aufarbeitung der angesprochenen Fragestellungen bieten, als dies in etablierten wissenschaftlichen Journalen oder in einem Kapitel eines größeren Lehrbuchs üblicherweise möglich ist. In geeigneten Fällen sollen sie auch den Blick über die Grenzen und auf Lösungswege ermöglichen, die unter anderen kulturellen, rechtlichen oder tatsächlichen Rahmenbedingungen gefunden worden sind. Gleichzeitig sollen sie nach Umfang und Art der Darstellung aber für ihre Leser gut »zu bewältigen« bleiben.

Im Idealfall können sich aus dem interdisziplinären Dialog neue wissenschaftliche wie praxisrelevante Impulse für die beteiligten Fächer ergeben und die Interdisziplinarität damit auch auf die Herkunftsfächer zurückwirken. Ein besonderes Anliegen ist es den Herausgebern, den Blick für die Vielschichtigkeit der forensisch-psychiatrischen Problemstellungen zu schärfen und die Diskussion gerade besonders öffentlichkeitswirksamer Sachverhalte zu versachlichen.

Jürgen L. Müller, Sabine Nowara, Margret Spaniol und Matthias Koller

Die Autorinnen und Autoren

Manuela Dudeck, Univ.-Prof. Dr. med. habil.
Ärztliche Direktorin der Klinik für Forensische Psychiatrie und
Psychotherapie der Universität Ulm am BKH Günzburg
Lindenallee 2, D-89312 Günzburg
manuela.dudeck@uni-ulm.de

Irina Franke, PD Dr. med.
Stv. Ärztliche Direktorin Erwachsenenpsychiatrie
Chefärztin Forensik
Psychiatrische Dienste Graubünden
La Nicca Str. 17, CH-7408 Cazis
irina.franke@pdgr.ch

Niels Habermann, Prof. Dr. phil. Dipl.-Psych.
Institut für Rechtspsychologie Heidelberg (IPH)
c/o IHR BÜRO, Waldhofer Str. 102, D-69123 Heidelberg
habermann@iphabermann.de

Jacqueline Kempfer
Richterin am Landgericht
Landgericht Darmstadt
Mathildenplatz 13/15, D-64283 Darmstadt
jacqueline.kempfer@lg-darmstadt.justiz.hessen.de

Sabine Nowara, Prof. Dr. phil. Dipl.-Psych.
Institut für Rechtspsychologie
Lauenburger Str. 12, D-45731 Waltrop
sabine.nowara@t-online.de

Margret Spaniol, Dr. jur.
Richterin am Bundesgerichthof i. R.
margret.spaniol@gmx.de

Inhaltsverzeichnis

Geleitwort zur Reihe 5

Die Autorinnen und Autoren 7

1 Einleitung 11
  Sabine Nowara und Margret Spaniol

2 **Die forensisch-psychologische Perspektive –**
  Praktische Aspekte der Diagnostik, Begutachtung
  und Behandlung von Persönlichkeitsstörungen im
  forensischen Kontext 13
  Niels Habermann

3 **Die forensisch-psychiatrische Perspektive –**
  Persönlichkeitsstörungen 57
  Irina Franke und Manuela Dudeck

4 **Die juristische Perspektive –**
  Zur Bedeutung von Persönlichkeitsstörungen im
  Vollstreckungsverfahren 94
  Jacqueline Kempfer

5 Resümee 112
  Sabine Nowara und Margret Spaniol

1 Einleitung

Sabine Nowara und Margret Spaniol

Der vorliegende Band befasst sich mit den Persönlichkeitsstörungen, die in strafrechtlichen Hauptverfahren und nachfolgend in Vollstreckungs- und Vollzugsverfahren wie auch bei der Behandlung der Täter im Maßregel- und Strafvollzug eine wichtige, wenngleich schwer zu fassende Rolle spielen. Dabei kommt ihnen eine nachgerade schillernde Bedeutung zu. Dies betrifft – obgleich die Klassifikationssysteme ICD und DSM Definitionen bereithalten und eine differenzierte Diagnose ermöglichen sollen – sowohl die Untersuchung der Probanden und die Frage der Behandlungsmöglichkeiten als auch den Einfluss des Diagnoseergebnisses und der Therapierbarkeit auf die diversen richterlichen Entscheidungen zur Schuldfähigkeit, zur Anordnung einer Maßregel nach § 63, § 64 und § 66 StGB und im Straf- und Maßregelvollstreckungsverfahren.

Die forensische Erfahrung lehrt, dass eine Vielzahl von Straftätern, insbesondere Gewalttäter, aber auch etwa Betrüger, jedenfalls Persönlichkeitsakzentuierungen aufweist. Gemessen an dieser großen Zahl von Persönlichkeits»auffälligkeiten« ist deren Bedeutung für eine Einschränkung oder gar Aufhebung der Schuldfähigkeit indes gering. Persönlichkeitspathologien sind im Katalog des § 20 StGB zwar von dem Merkmal der »schweren anderen seelischen Störung« erfasst, können aber die Frage der Schuldfähigkeit nur in besonders schweren Fällen beeinflussen, wenn eine manifeste und erhebliche Persönlichkeitsstörung vorliegt, die zudem gerade die Begehung der angeklagten Straftat begünstigt hat, also für diese als symptomatisch einzuschätzen ist.

Diese Voraussetzungen werden von den Strafgerichten, die in der Regel den psychiatrischen oder psychologischen Sachverständigen folgen, nur in wenigen Fällen als erfüllt angesehen. Noch seltener geben Persönlichkeitsstörungen Anlass zur Einweisung in ein psychiatrisches Krankenhaus.

1 Einleitung

Dies erfolgt erst dann, wenn die Grenze zu einer Störung vom Ausmaß einer seelischen Erkrankung erreicht ist.

Umso mehr begleiten Persönlichkeitsstörungen Vollzug und Vollstreckung. Sie erschweren in vielen Fällen die Behandlungsversuche im Rahmen einer vollzuglichen Sozialtherapie wie in der Entziehungsanstalt. Auch ihre Therapie in einem psychiatrischen Krankenhaus ist häufig mit sehr viel größeren Schwierigkeiten verbunden als etwa die einer seelischen Erkrankung.

Entsprechend beeinflussen diese Störungen auch die Kriminalprognose, die Voraussetzung für eine (vorzeitige) Entlassung aus dem Straf- oder Maßregelvollzug, eine Überweisung in den Vollzug einer anderen Maßregel udgl. ist. Die richterliche Tätigkeit ist in solchen Fragen in hohem Maße auf forensisch psychiatrische/psychologische Gutachten angewiesen. Die Forensik hat hier nicht nur wesentliche Kriterien für die Beurteilung und die gerichtlich relevanten Auswirkungen von Persönlichkeitsstörungen entwickelt. Vielmehr ist sie auch bei der Prognosestellung und Behandlung im Vollzug von Strafe und Maßregel immer wieder mit persönlichkeitsgestörten Probanden wie Patienten befasst.

Im vorliegenden Band wird der Bedeutung der Persönlichkeitsstörungen im forensischen Kontext in insgesamt drei Beiträgen nachgespürt, wobei sich jeweils ein psychologischer (▶ Kap. 2) und ein psychiatrischer Beitrag (▶ Kap. 3) mit der Diagnose von Persönlichkeitsstörungen, ihrem Schweregrad, ihren Auswirkungen auf die Straftatbegehung und mit ihrer Behandlung befasst, während der Beitrag aus dem juristischen Spektrum (▶ Kap. 4) die Bedeutung von Persönlichkeitsstörungen für vollstreckungs- und vollzugsrechtliche Entscheidungen absteckt. Sie alle zeigen, dass die Abgrenzung zwischen krank und kriminell eine durchaus anspruchsvolle, im Hinblick auf die bedeutenden rechtlichen Konsequenzen aber unverzichtbare Aufgabe darstellt.

Aus Gründen der besseren Lesbarkeit wird bei Personenbezeichnungen und personenbezogenen Hauptwörtern in diesem Text die männliche Form verwendet. Entsprechende Begriffe gelten im Sinne der Gleichbehandlung grundsätzlich für alle Geschlechter. Die verkürzte Sprachform hat nur praktische Gründe und beinhaltet keine Wertung.

2 Die forensisch-psychologische Perspektive – Praktische Aspekte der Diagnostik, Begutachtung und Behandlung von Persönlichkeitsstörungen im forensischen Kontext

Niels Habermann

Dieses Kapitel beschäftigt sich mit Besonderheiten und Herausforderungen der Klassifikation, Begutachtung und Behandlung von Persönlichkeitsstörungen im forensischen Kontext aus vorwiegend praktischer Sicht. Dabei geht es zunächst um Begrifflichkeiten sowie eine kritische Betrachtung der aktuellen Klassifikationssysteme (▶ Kap. 2.1). Es folgt eine Darstellung von Schwierigkeiten und Möglichkeiten einer validen forensischen Persönlichkeitsstörungsdiagnostik (▶ Kap. 2.2). Auf dieser Grundlage werden Methoden und Herausforderungen der forensischen Beurteilung der Schuldfähigkeit und der Kriminalprognose bei Persönlichkeitsstörungen erörtert (▶ Kap. 2.3) und abschließend Besonderheiten der Behandlung von Menschen mit Persönlichkeitsstörungen im forensischen Kontext diskutiert (▶ Kap. 2.4).

2.1 Von der Persönlichkeit zur Persönlichkeitsstörung: Kritische Überlegungen und praktische Implikationen

Persönlichkeitsstörungen sind ohne eine grundlegende, wissenschaftlich begründete Konzeption des Konstrukts »Persönlichkeit« im Grunde nicht denkbar – das Gestörte ist ohne die vorherige Definition des Normalen und seiner breiten Variation von »Spielarten« (sensu Kurt Schneider 1992), die noch lange nicht den Krankheitsbegriff erfüllen, nicht zu beurteilen. Die Psychologie als Erfahrungswissenschaft verfügt über eine Vielzahl anerkannter Persönlichkeitstheorien, zu deren populärsten die psychodynamischen und lern- bzw. verhaltenstheoretischen Konzepte gehören, wobei erstere über Jahrzehnte hinweg relativ stabil geblieben sind und sich letztere seit den 1970er Jahren (der Zeit der sog. kognitiven Wende) im Zusammenhang mit der empirischen psychologischen Forschung an den Universitäten stärker in Richtung kognitiver Verhaltenstheorien entwickelt haben. Als relativ moderne Strömungen lassen sich die neuro- und biopsychologischen sowie Informationsverarbeitungs- und Selbstkontroll-Theorien nennen sowie Versuche einer Integration der verschiedenen Theorien, wie sie in Deutschland zuletzt wissenschaftlich populär von Klaus Grawe (2004) vorgenommen wurden.

Dass die Definition der Persönlichkeitsstörungen in den beiden derzeit gängigen Klassifikationssystemen DSM-5 und ICD-10 gleichwohl weitgehend theoriefrei ausgefallen ist, entsprach und entspricht weiterhin der programmatischen Leitidee und dem streng deskriptiven Ansatz der modernen Diagnoseschemata. Dem Vorteil der Operationalisierungen und damit der wissenschaftlichen Messbarkeit steht dabei der nicht unerhebliche Nachteil der Theoriefreiheit entgegen. So gesehen wurden die Persönlichkeitsstörungen gemäß der DSM-III-Konzeption gewissermaßen von ihrer zentralen, tragenden Struktur entkernt – zugespitzt kann man sagen, das aktuelle Konstrukt sind »Persönlichkeitsstörungen ohne Persönlichkeit«. Diese Aushöhlung ist ein maßgeblicher Grund, dass sich auch in der forensischen Beurteilung von Persönlichkeitsstörungen an den extremen

2.1 Von der Persönlichkeit zur Persönlichkeitsstörung

Rändern zwei Lager etabliert zu haben scheinen: Zum einen diejenigen – meistens älteren medizinischen – Sachverständigen, für die Störungen des Erlebens und Verhaltens selten den Schweregrad einer Persönlichkeitsstörung erreichen, und wenn dies ausnahmsweise einmal der Fall ist, niemals oder nur extrem selten einen Dekulpierungsgrund darstellen. Zum anderen jene – meist jüngere Hochschulabsolventen –, die »schnell« eine Persönlichkeitsstörungs-Diagnose vergeben, sobald nur genügend spezifische Diagnosekriterien nach eigener Auffassung »erfüllt« sind, wobei in der forensischen Praxis auffallend häufig unangepasstes, unangemessenes Verhalten unter streng kontrollierten, Freiheitsgrade massiv einschränkenden Bedingungen per se zur Beurteilung herangezogen wird und die allgemeinen Merkmale von Persönlichkeitsstörungen (gem. ICD-10-Kapitel F60) als Grundvoraussetzungen einer Diagnose überhaupt nicht oder nur oberflächlich diskutiert werden.

Offenbar spielen in der Diagnostik, Prognostik und Behandlung von Persönlichkeitsstörungen, mehr als bei anderen psychischen Störungen, die in der Aus- und Weiterbildung gelernten (oder eben nicht gelernten) Theorien und Modelle, berufliche »Prägungen« unterschiedlicher Art, z. B. in Abhängigkeit von Standorten und Zugangsmöglichkeiten zu Betroffenen, sowie ganz besonders die klinische Erfahrung des forensisch Berufstätigen eine zentrale Rolle. Wessen Wissen über Persönlichkeitsstörungen sich auf ein bis zwei Seminare und eher theoretische (Lehr-)Bücher (z. B. Fiedler 2007) und Selbsthilfe-/Ratgeber-Literatur beschränkt (z. B. Kreisman und Straus 2012), wird Persönlichkeitsstörungen an forensischen Klienten kaum richtig einordnen, geschweige denn behandeln können. Andererseits können auch tief in der Wissens- und Erfahrungsstruktur des forensisch versierten Experten verankerte »traditionelle« Konzepte und persönliche Annahmen und Überzeugungen ein Hindernis darstellen, etwa wenn eine Persönlichkeitsstörung zwar beschrieben, dann aber nicht als solche diagnostiziert wird, etwa um implizit vorzubeugen, dass diese juristisch i. S. der §§ 20/21 StGB als Eingangsmerkmal der schweren anderen seelischen Störung (vormals: schwere andere seelische Abartigkeit) interpretiert wird und der – aus Sicht des Psycho-Sachverständigen voll verantwortliche kriminelle, aber nicht kranke – Betroffene den (vermeintlichen) »Vorteil« einer verminderten Schuldfähigkeit erhält (▶ Kap. 2.3). Grundsätzlich ist ein maßgeblicher Einfluss der Persönlichkeit von Sachverständigen auf ihre Gutachtenergebnisse nach aller Erfahrung anzunehmen, wissenschaftlich aber bisher kaum erforscht (dieses Thema wird selbst unter versierten Fachkollegen teils »tabuisiert«). Die Psychologin Rode und der Sozialwissenschaftler Legnaro haben dazu bereits 1994 eine kleine, aber feine Studie publiziert, wonach in der Begutachtung in starkem Maße persönliche Werteinstellungen sowie die politisch-weltanschauliche Haltung des Begutachtenden eine Rolle spielen, wie auch die subjektive Ansicht über die Genese von Kriminalität und über den Sinn von Strafe Einfluss auf die Gutachtenergebnisse hat. Die Beeinflussung der Begutachtung durch die eigene Persönlichkeit wird aber in der Ausbildung, wenn man sich die Curricula zum Erwerb forensischer Expertise anschaut (bei den Psychologen im Wesentlichen die Masterstudiengänge Rechtspsychologie und die Weiterbildung zum Fachpsychologen, bei den Medizinern die DGPPN-Zertifizierung zum forensischen Psychiater), bis heute nicht stärker thematisiert. Die Gefahr subjektiver, »wertender« Beurteilungen erscheint dabei umso größer, je weniger valide Befunde über eine (vermeintliche) Störung oder Ungestörtheit vorliegen, was aus den o. g. Gründen bei Persönlichkeitsstörungen gerade im Kontext von Strafverfahren, Strafvollstreckung und strafbewehrt auferlegter Therapie oft der Fall ist.

Umso wichtiger erscheint es, dass Persönlichkeitsstörungen bei Straftätern richtig verstanden, beschrieben und behandelt werden. Sachverständige müssen insbesondere Diagnosen korrekt stellen und in ihrer forensischen Bedeutung einordnen können, und auch wenn sie selbst keine Behandlungen durchführen, müssen sie wissen, ob und falls ja, wie sich diese Störungen in Zwangskontexten wie dem Strafvollzug oder in forensischen Ambulanzen überhaupt behandeln lassen. Dabei scheint in der in den letzten Jahrzehnten zunehmend professionalisierten forensischen Arbeit mit »(persönlichkeits-)gestörten« Klienten ob der zunehmenden Verbreitung von Störungsdiagnosen und der damit verbundenen vermeintlichen Begründbarkeit jedweden Problemverhaltens eine elementare Grundvoraussetzung psychologischer und psychiatrischer Beurteilung und Behandlung in den Hintergrund geraten zu sein: Um zu einem brauchbaren und gültigen professionellen Verständnis von Persönlichkeitsstörungen zu kommen, muss erst einmal grundlegend verstanden werden, was »Persönlichkeit« für sich genommen eigentlich bedeutet. Nur auf der

2.1 Von der Persönlichkeit zur Persönlichkeitsstörung

Grundlage eines präzisen, eindeutigen Persönlichkeitsbegriffs können überhaupt – auch von außen überprüfbare – Gedanken dazu angestellt werden, was an dem Empfinden und Verhalten eines Menschen »gestört, abweichend, abnorm« sein kann.

Asendorpf (2012) definiert Persönlichkeit als »die Gesamtheit aller überdauernden individuellen Besonderheiten im Erleben und Verhalten eines Menschen (der Persönlichkeitseigenschaften, engl. traits).« Beispiele für Persönlichkeitseigenschaften sind demnach Intelligenz, Aggressivität, Geselligkeit, Leistungsmotivation und Konservativität. »Überdauernd« bezieht sich in dieser Definition auf Zeiträume von wenigen Wochen oder Monaten, Persönlichkeit setzt also eine kurzfristige Stabilität dieser Besonderheiten voraus. Damit können viele Persönlichkeitseigenschaften als Dispositionen aufgefasst werden, d. h. Tendenzen, bestimmte Situationen in bestimmter Weise zu erleben und sich dort in bestimmter Weise zu verhalten, was langfristige Veränderungen i. S. einer Persönlichkeitsentwicklung nicht ausschließt. Mit »individueller Besonderheit« ist gemeint, dass es sich um Merkmale handelt, die zwischen den Mitgliedern einer Bezugsgruppe variieren, wobei Persönlichkeit meist auf Unterschiede innerhalb derselben Altersgruppe und Kultur bezogen wird. Beschrieben wird die Persönlichkeit eines Individuums durch ein Persönlichkeitsprofil, d. h. die Ausprägung der Person in vielen Persönlichkeitseigenschaften. Die Persönlichkeitspsychologie als empirische Wissenschaft setzt demnach voraus, dass Persönlichkeitseigenschaften operationalisiert werden können, wobei sich verschiedene theoretische Ansätze unterscheiden lassen. Vor dem Hintergrund der oben erwähnten Persönlichkeitstheorien dominiert gegenwärtig das Eigenschaftsparadigma, bei dem einzelne Persönlichkeitsdimensionen (z. B. Ängstlichkeit) isoliert und Zusammenhänge zwischen verschiedenen Dimensionen korrelativ untersucht werden. Als besonders populär, bis in den Bereich des Alltagswissens hinein, hat sich dabei das bereits vor über 80 Jahren entwickelte und seitdem kontinuierlich erforschte »Big Five« bzw. Fünf-Faktoren-Modell etabliert, bei dem es sich um eine empirisch begründete Klassifikation von Eigenschaftsbegriffen handelt. Die fünf Hauptfaktoren der Persönlichkeitsbeschreibung sind demnach Extraversion, Neurotizismus, Verträglichkeit, Gewissenhaftigkeit und Offenheit für neue Erfahrungen (Asendorpf 2012). Die diesen Faktoren zugrundeliegenden Eigenschaften finden sich größtenteils auch in den Kriterien der gängigen Persönlichkeitsstörungen wieder, wobei sie dort einseitig dysfunktional bzw. in der Summe pathologisch formuliert sind (z. B. ist die mit Neurotizismus erfasste emotionale Störbarkeit dort ein Kriterium der emotional instabilen Persönlichkeitsstörung).

So gut begründet, empirisch robust, global verbreitet und (bis in den Bereich von Lifestyle-Magazinen) ob ihrer vermeintlich einfachen Messung beliebt die »Big Five«-Klassifikation auch ist, ist sie für die Arbeit im forensischen Kontext nur bedingt brauchbar. Es mangelt diesem Modell schlichtweg am praktischen Nutzen für die Erklärung von Kriminalität, des Rückfallrisikos und der Wirksamkeit von deliktpräventiven Therapien. Die Frage der strafrechtlichen Verantwortlichkeit kann damit ebenso wenig beantwortet werden wie die der Kriminalprognose. Es ist kein wirklicher Erkenntnisgewinn, wenn z. B. die Testung eines Gewalttäters erbringt, dass er einen überdurchschnittlichen Neurotizismus und eine deutlich unterdurchschnittliche Verträglichkeit und Gewissenhaftigkeit aufweist. Auch wenn der forensische Experte dem getesteten Klienten die Ergebnisse vermittelt, lassen sich daraus keine verhaltenswirksamen Interventionen ableiten, zumal die Eigenschaften per definitionem als relativ stabil bzw. veränderungsresistent gelten. Das Therapieziel »signifikante Erhöhung der Verträglichkeit« ist daher wenig erfolgversprechend, wenngleich spezifische Maßnahmen zur Stärkung des sozial adäquaten Austauschs und der Empathie sicherlich sinnvoll sind. Trotz ihres fraglichen praktischen Nutzens sind Verfahren zur Messung der »Big Five« (z. B. NEO-PI-R) in Gefängnissen, Maßregelvollzugskliniken und forensischen Ambulanzen nach wie vor weit verbreitet. Auch andere herkömmliche Persönlichkeitstests zur Erfassung von Variationen der »normalen« Persönlichkeit (z. B. FPI-R, MMPI, 16-PF) sind im forensischen Kontext höchstens bedingt brauchbar. (Jenseits der Individualdiagnostik könnte es gleichwohl ein lohnenswertes empirisches Unterfangen sein, diese Daten einmal systematisch zu sammeln und auszuwerten.) Nützlich sind eher die relativ wenigen Verfahren, die darauf abzielen, den Übergang vom Normalen zum Auffälligen bis Pathologischen zu erfassen (▶ Kap. 2.2).

Losgelöst von der Testdiagnostik hat das Konstrukt Persönlichkeit im forensischen Kontext indes nach wie vor einen hohen Stellenwert (und wo das nicht der Fall ist, sollte es diese Bedeutung durch eine Vergegenwär-

2.1 Von der Persönlichkeit zur Persönlichkeitsstörung

tigung, was damit eigentlich gemeint ist, wieder bekommen). Es kann und sollte in jedem Fall genutzt werden, den Probanden damit zu beschreiben, bevor zu einer Verwendung von Störungsbegriffen übergegangen wird. Denn wenn ein forensischer Klient zunächst einfach einmal mit alltagsüblichen Eigenschaftsbegriffen so beschrieben wird, wie er in der Untersuchungssituation wahrgenommen wird, ist schon viel an diagnostischer Information gewonnen, die ohne weiteres auch fachfremden Adressaten vermittelbar ist. In einem Gutachten empfiehlt sich dazu der psychische Befund, in dem auch die Ergebnisse der Verhaltensbeobachtung in der Untersuchungssituation geschildert werden sollten (wohingegen im diagnostischen Befund etwaige Persönlichkeitsstörungen diskutiert werden können). Dabei sollte immer bedacht werden, dass die aktuelle Situation, etwa die Bezichtigung einer Straftat oder eine Therapieweisung, das Befinden des Klienten in der Untersuchungssituation maßgeblich mitbestimmt. Daher sollten nicht allzu weitreichende Schlüsse daraus gezogen werden, ob die Person »(immer) so ist«, sondern eine Beschränkung darauf erfolgen, einen möglichst nicht stark wertenden, sondern v. a. beschreibenden Querschnittsbefund darzustellen. Das gelingt am besten durch einen Fokus auf sich unmittelbar erschließende Erlebens- und Verhaltensweisen und deren deskriptive sprachliche Darstellung, wobei auf pathologisierende Wörter zunächst möglichst verzichtet werden sollte. In einer Beschreibung der Persönlichkeit können und sollten zugleich bereits jene Besonderheiten des Probanden genannt werden, die auch für die Fragestellung relevant sind. Neben den Schwierigkeiten und Defiziten sollte unbedingt auch beschrieben werden, welche Kompetenzen und Ressourcen ein Proband aufweist (z. B. statt »Herr A. erschien depressiv und seine Stimmung hellte sich nur punktuell auf.« kann geschrieben werden: »Herr A. wirkte anfangs niedergeschlagen und wortkarg. Im Verlauf des Gesprächs schien sich seine Stimmung zu verbessern, insbes. in Erörterung seiner früheren beruflichen Erfolge gab er sich mitteilsam und zeigte Anzeichen von Freude.«).

Für die Beschreibung und Einordnung von Auffälligkeiten der Persönlichkeit – i. S. von Normvariationen – haben sich in der forensischen Fachliteratur mittlerweile verschiedene Begrifflichkeiten etabliert, die unterschiedliche Grade von Abweichungen bzw. funktionalen Beeinträchtigungen beschreiben, welche sich im Hinblick auf den postulierten oder angenommenen Schweregrad sortieren lassen: Demnach sind am engsten an der »normalen« Persönlichkeit angelehnt die sog. Persönlichkeitsstile. Sachse (2019) definiert diese als »etwas völlig Normales«; sie umfassen Ressourcen, persönliche Möglichkeiten und Kompetenzen, aber auch – je nach Kontext – Nachteile und Risiken. Erst in starker Ausprägung stellen sie »Störungen« dar, weil die persönlichen Probleme überwiegen. Der sehr breite (häufig auch schon forensisch relevante) Übergangsbereich von der »normalen« Persönlichkeit zur Störung lässt sich vermittels der Termini Persönlichkeitszüge und Akzentuierungen beschreiben, wobei letztere als »akzentuierte Persönlichkeitszüge« bereits diagnostisch klassifiziert werden können (gemäß ICD-10: Z73), was, bemessen daran, dass gerade in der Schuldfähigkeitsbeurteilung von Psychiatern relativ häufig festgestellt wird, dass keine »krankheitswertige« Persönlichkeitsstörung vorliegt, der Mensch aber doch offensichtlich überdauernde Besonderheiten des Erlebens und Verhaltens aufweist, erstaunlich selten geschieht. Akzentuierte Züge liegen somit unterhalb der Schwellen für die Diagnose einer Persönlichkeitsstörung, während der Terminus Persönlichkeitsstörung gemäß ICD-10 schließlich die psychische Störung bezeichnet, die einen klinischen Schweregrad erreicht. Ist letzterer stark ausgeprägt, kann von einer »schweren Persönlichkeitsstörung« gesprochen werden, was allerdings kaum mehr empirisch gestützt erfolgt, sondern in der Praxis etwa an einer deutlich über der zur Diagnose erforderlichen Anzahl von voll zutreffenden Kriterien oder eine Mehrzahl von Persönlichkeitsstörungen festgemacht wird. Von einer »psychopathischen Persönlichkeitsstörung« oder »Psychopathie« als besonders schwere und spezielle Form der dissozialen Persönlichkeitsstörung sollte wegen des außerhalb der empirisch begründeten Verwendung stark (ab-)wertenden und stigmatisierenden Tenors nur in gut begründeten Ausnahmefällen gesprochen werden, und auch nur dann, wenn ein (sehr) hoher PCL-R-Wert (≥ 30) dies nahelegt.

Von Persönlichkeitsstörungen wird gegenwärtig gesprochen, wenn zeitlich relativ stabile Denk-, Wahrnehmungs-, Reaktions- und Beziehungsmuster so ausgeprägt, rigide und unangepasst sind, dass sie die berufliche und zwischenmenschliche Funktionsfähigkeit beeinträchtigen. Persönlichkeitsstörungen gehören zu den häufigsten psychischen Störungen, die im forensischen Kontext und damit auch in der Begutachtung von Straftätern begegnen. Für Persönlichkeitsstörungen bei Inhaftierten wer-

2.1 Von der Persönlichkeit zur Persönlichkeitsstörung

den Prävalenzraten bis zu ca. 80% angegeben (Dudeck et al. 2009). Im Maßregelvollzug machen Persönlichkeitsstörungen mit bis zu 50% den größten Anteil an psychischen Störungen aus (Seifert und Leygraf 1997). Damit sind Persönlichkeitsstörungen bei forensischen Patienten im Vergleich zur Gesamtbevölkerung, für die Prävalenzen von 10% angegeben werden (Maier et al. 1992), deutlich überrepräsentiert. Mittlerweile hat der Anteil an Persönlichkeitsstörungen bei Maßregelpatienten allerdings abgenommen, was möglicherweise einer veränderten Einweisungspraxis geschuldet ist (Kerndatensatz, Version 2021, interne Information des Ministeriums für Arbeit, Gesundheit und Soziales NRW an die Herausgeberin Prof. Nowara).

Zugleich stellen Persönlichkeitsstörungen per definitionem eine sehr heterogene Gruppe von Störungsbildern dar. Die ICD-10 führt acht spezifische (sowie, mit jeweils eigener Kodierung, sonstige spezifische und nicht näher bezeichnete) Persönlichkeitsstörungen auf, das DSM-5 unterscheidet zehn Persönlichkeitsstörungen, die, basierend auf ähnlichen Eigenschaften, in drei Gruppen bzw. Cluster (A, B und C) eingeteilt sind, wobei beide Klassifikationssysteme sich größtenteils überschneiden, aber auch markante Unterschiede bestehen. So wird z. B. die im forensischen Kontext häufig diskutierte narzisstische Persönlichkeitsstörung in der ICD-10 nicht als eine spezifische Persönlichkeitsstörung aufgeführt, sondern kann bisher nur unter »sonstige spezifische Persönlichkeitsstörungen« kodiert werden, und in Bezug auf die bei Straftätern höchst relevante dissoziale Persönlichkeitsstörung bestehen nicht nur sprachliche (das DSM spricht von einer antisozialen Persönlichkeitsstörung), sondern auch erhebliche inhaltliche Unterschiede dahingehend, dass gem. dem DSM eine Störung des Sozialverhaltens in Kindheit und Jugend notwendige Voraussetzung für die Diagnose ist und hier bereits mit einigem kriminellem Verhalten die erforderliche Anzahl von Kriterien erreicht werden kann, wohingegen die ICD-10-Diagnose stärker auf »psychologischen« Symptomen bzw. Defiziten beruht, wie einer geringen Frustrationstoleranz und einer Unfähigkeit, aus negativer Erfahrung zu lernen.

Vor dem Hintergrund dieser klassifikatorischen Besonderheiten sollte sich, wer als Gutachter oder Therapeut mit Menschen mit Persönlichkeitsstörungen arbeitet, immer wieder bewusst machen, dass Persönlichkeitsstörungen noch weniger als andere psychische Störungen »in Stein gemeißelt sind«. Ihre Definition und Bewertung, und damit auch die normative Beurteilung etwa in einem Strafverfahren, unterliegt vielmehr gesellschaftlichen Strömungen. Es ist wohl nicht übertrieben zu sagen, dass Persönlichkeitsstörungs-Diagnosen in Deutschland, v. a. im forensischen Kontext, in den letzten drei Jahrzehnten zunehmend »in Mode« gekommen sind (mit weiterhin steigender Tendenz), wozu das 1984 auf Deutsch erschienene DSM-III, das mit seinem multiaxialen System und der Verortung der Persönlichkeitsstörungen auf einer eigenen »Achse II« einen wesentlichen Paradigmenwechsel in der klassifikatorischen Diagnostik darstellte, wahrscheinlich maßgeblich beigetragen hat. Was dabei in den Hintergrund geraten ist, ist die Tatsache, dass Persönlichkeitsstörungen natürlich nicht erst von der für das DSM verantwortlichen Amerikanischen Psychiatrischen Gesellschaft (APA) »erfunden« wurden, sondern deren erste umfassende Beschreibung auf den deutschen Psychiater Kurt Schneider zurückgeht, der bedauerlicherweise auch von versierten Forensikern kaum mehr zitiert wird, obwohl seine inzwischen fast 100 Jahre alte Abhandlung über »die psychopathischen Persönlichkeiten« sich heute immer noch (oder auch gerade heute wieder) eignet, ein tieferes Verständnis von Persönlichkeitsstörungen zu gewinnen. Schneider beschrieb damit mitnichten den Typus des heute in der Forensik mancherorts fast schon inflationär begegnenden »Psychopathen« (der inzwischen v. a. quantitativ, nämlich durch einen hohen Wert auf der sog. Psychopathie-Checkliste definiert wird), sondern er wählte diese Terminologie ursprünglich für all jene Menschen, deren Auffälligkeiten im Erleben und Verhalten sich als »abnorme Spielarten seelischen Wesens« klar von Krankheitsfolgen unterscheiden ließen, womit er im Wesentlichen das duale System der klinischen Psychopathologie begründete, das seit den 1950er Jahren die bis dahin bestehenden traditionellen Klassifikationssysteme psychischer Störungen entscheidend erweiterte und das eine maßgebliche Grundlage für explizite, klar gefasste Diagnosekategorien für Persönlichkeitsstörungen darstellte, wie sie im DSM-III erstmals umgesetzt wurden. Seitdem haben sich Persönlichkeitsstörungen zunehmend in der psychologischen und psychiatrischen Diagnostik etabliert und dabei – dem jeweiligen Zeitgeist entsprechend – einige Veränderungen erfahren, wobei sich manches rückblickend als vorübergehende, wissenschaftlich nicht haltbare »Modediagnose« herausstellte (wie eine »multiple Persönlich-

2.1 Von der Persönlichkeit zur Persönlichkeitsstörung

keitsstörung« oder die »sadistische Persönlichkeitsstörung«), und manche Diagnosen immer noch gesellschaftlichen Trends zu unterliegen scheinen, wie die zunehmend im Zusammenhang mit sexuellem Missbrauch und anderen Gewalterfahrungen diagnostizierte Borderline-Persönlichkeitsstörung und die heute auffallend häufig und schnell (fern-)diagnostizierte narzisstische Persönlichkeitsstörung. Abgesehen von einigen Irrtümern, Hinzunahmen und Verwerfungen hat sich die Klassifikation der Persönlichkeitsstörungen über die Jahrzehnte hinweg indes als erstaunlich robust erwiesen, wozu die Operationalisierungen vermittels einer überschaubaren Anzahl von Merkmalen ebenso beigetragen haben wie die Entwicklung von speziellen Testverfahren und weltweite, kulturübergreifende empirische Untersuchungen.

Das darf aber nicht über die Probleme der Diagnostik von Persönlichkeitsstörungen nach den gegenwärtig gebräuchlichen Klassifikationssystemen hinwegtäuschen, deren wesentlicher Schwachpunkt darin besteht, dass demzufolge jeder Mensch eine Persönlichkeitsstörung »hat oder nicht hat« – ohne dass es dazwischen etwas gibt. Entsprechend ergeben sich bzgl. der Reliabilität und Validität von Persönlichkeitsstörungs-Diagnosen teils starke Schwankungen. Die federführenden internationalen Persönlichkeitsstörungs-Forschungsgruppen haben deshalb im Rahmen der Entwicklung des DSM-5 die Einführung eines dimensionalen Ansatzes diskutiert. Als für die praktische Arbeit brauchbar auf dem Weg zu einer dimensionalen Lösung hat sich bereits die Einteilung in drei Cluster (A, B, C) erwiesen. Cluster A bezeichnet dabei Persönlichkeitsstörungen mit »sonderbaren und exzentrischen Verhaltensweisen«, Cluster B Persönlichkeitsstörungen mit »dramatischem, emotionalem und launenhaftem Verhalten« und Cluster C Persönlichkeitsstörungen mit »ängstlichem und vermeidendem Verhalten«. Dieser Paradigmenwechsel ist trotz Konsens, dass die bestehende Systematik dem Forschungsstand zur Entstehung, Arten und Verläufen von Persönlichkeitsstörungen nicht mehr entspricht, aus verschiedenen Gründen (noch) nicht gelungen, dürfte mit einiger Wahrscheinlichkeit aber in der für das Jahr 2022 angekündigten Textrevision (DSM-5-TR, APA) weiter diskutiert werden. Europa ist in diesem Fall schon weiter: Mit Einführung der ICD-11 wird die Diagnostik von Persönlichkeitsstörungen grundlegend geändert und um dimensionale Aspekte ergänzt. Statt der bisherigen Spezifikation einzelner Störungskategorien tritt die Beurteilung des Schweregrads der Störung anhand der Bestimmung von Funktionseinschränkungen im Bereich des Selbst und der interpersonellen Funktionen in den Vordergrund. Dies wird natürlich auch für gutachterliche Einschätzungen und die Behandlung von Persönlichkeitsstörungen von großer Relevanz sein (Hauser et al. 2021). Wie es aussieht, fokussiert indes auch die dimensionale Diagnostik von Persönlichkeitsstörungen gem. ICD-11 ausschließlich auf Defizite (▶ Exkurs-Kasten), was mitunter – auch in der Begutachtung von forensischen Patienten – die Frage nahelegt, warum Persönlichkeitsstörungen eigentlich einseitig negativ konzipiert sind. Denn rein statistisch ist auch die sehr starke Ausprägung von gesellschaftlich positiv konnotierten Persönlichkeitseigenschaften (z. B. Altruismus, Empathie, musische Begabung, Intelligenz) »abnorm«, und auch diese Eigenschaften führen nicht selten zu gravierenden Problemen der Betroffenen mit sich selbst und ihren Mitmenschen, so dass sich auch dahingehend die Frage von Leidensdruck und Funktionsbeeinträchtigungen und somit auch von »Störungen« stellen müsste. So könnte z. B. eine »altruistische Persönlichkeitsstörung« dadurch gekennzeichnet sein, dass die Person fortwährend so sehr an andere denkt und sich um deren Wohlergehen kümmert, dass sie sich selbst darüber vernachlässigt, vielleicht sogar so sehr, dass dies zu gesundheitlichen Problemen führt. Diese Person könnte z. B. durch ein ständiges »Bemuttern« andere gegen sich aufbringen, die sich nicht dauernd versorgen lassen wollen, weil es ihre Grenzen verletzt, oder ein Schaden könnte dadurch entstehen, dass die im Mittelpunkt des ständigen Kümmerns stehenden Personen ihre Fähigkeiten zur eigenständigen Lebensführung verlieren. Es gibt bekanntlich unzählige historische und zeitgenössische Beispiele für »geniale« Menschen, deren Erfindungen, Begabungen, Werke usw. gesellschaftlich höchste Anerkennung erfahren, die aber zugleich sehr schwierige Charaktere waren (z. B. der Philosoph Arthur Schopenhauer, Apple-Gründer Steve Jobs, die Musikerin Amy Winehouse) oder sind (z. B. der Regisseur Lars von Trier, der Schriftsteller Michel Houellebecq, der Sportler Lance Armstrong). Würden bei diesen und anderen außerordentlich (»abnorm«) begabten Personen gängige Diagnosen (Persönlichkeitsstörungen u. a.) gestellt, würden sie auf Störungen reduziert, ohne deren maßgeblichen Anteil an der Persönlichkeitsorganisation indes das Herauswachsen über das Gewöhnliche kaum vorstellbar wäre. Schließlich würde auch niemand ernsthaft auf die Idee kommen, bei Johann Wolfgang von Goethe oder Albert Einstein mit ihrem (mutmaßlichen) IQ von 225 (Cox 1926) posthum eine »geniale Persönlichkeitsstörung« zu diagnostizieren, auch wenn diese an der eigenen Intelligenz bzw. der Beschränktheit ihrer Mitmenschen mitunter gelitten haben dürften.

> **Exkurs**
>
> Das gilt auch für die neue Beurteilung von Funktionsbeeinträchtigungen: In Ergänzung zum Schweregrad (leicht, mittelgradig, schwer) können, basierend auf dem o. g. Fünf-Faktoren-Modell (Big Five), fünf Persönlichkeitsmerkmale spezifiziert und miteinander in Bezug gesetzt werden, nämlich negative Affektivität, Bindungslosigkeit/Distanziertheit, Dissozialität, Enthemmtheit und Zwanghaftigkeit.

2.2 Persönlichkeitsstörungsdiagnostik im forensischen Kontext

Die Diagnose einer oder mehrerer Persönlichkeitsstörungen erfolgt in Deutschland aktuell gemäß der ICD-10, Kapitel F6. Dazu sind zunächst die sog. allgemeinen Kriterien zu prüfen. Wenn diese bejaht werden, sind die Kriterien der spezifischen Störungen zu prüfen, wenn diese nicht vorliegen, sind kombinierte oder sonstige Persönlichkeitsstörungen in Erwägung zu ziehen. Hier begegnet in Gutachten häufig der Fehler, dass die allgemeinen Kriterien nicht hinreichend benannt und geprüft werden. Stattdessen werden alleine die Merkmale der spezifischen Persönlichkeitsstörung zur Beurteilung herangezogen. Eine weitere wesentliche Problematik der Validität von Persönlichkeitsstörungen besteht in der kategorialen Diagnostik. Beim Status quo hängt es mitunter nur an einem einzigen Kriterium, ob eine Diagnose vergeben wird oder nicht – und daran hängt dann mitunter die gutachterliche Einschätzung, ob ein Beschuldigter als gestört oder gesund, als »krank oder kriminell«, als voll verantwortlich oder vermindert schuldfähig angesehen wird (wobei Schuldunfähigkeit bei Persönlichkeitsstörungen in der Regel nicht angenommen wird, ▶ Kap. 2.3).

Zur Diagnostik von Persönlichkeitsstörungen stehen im deutschsprachigen Raum verschiedene wissenschaftlich legitimierte Verfahren zur Verfügung. Zu den bekanntesten und am häufigsten genutzten dürfte das SKID-II (Strukturiertes Klinisches Interview für DSM-IV, Achse II: Persönlichkeitsstörungen) bzw. dessen an das DSM-5 angepasste Nachfolgeversion, das SCID-5-PD, zählen, das indes, wie im Grunde die meisten klinischen Verfahren, zwar an Patientenpopulationen, aber nicht an großen forensischen Stichproben validiert wurde, was die Brauchbarkeit und insbes. die Aussagekraft der damit gewonnenen Ergebnisse deutlich einschränkt, wie kurz verdeutlicht werden soll: Das SKID-II ist, entsprechend dem Manual angewendet, ein zweistufiges Verfahren, bei dem zuerst ein Selbstbeurteilungsfragebogen vorgegeben wird, in dem der Proband jede erlebens- und verhaltensbezogene Frage die jeweils einer Persönlichkeitsstörung zugeordnet ist, wobei mehrere direkt aufeinander folgende Fragen jeweils einer Persönlichkeitsstörung entsprechen – mit »Ja« oder »Nein« beantworten soll. Auf dieser Grundlage soll der Untersucher sodann mit Hilfe eines Leitfadens in Heftform ein Interview führen, wobei aus Gründen der Ökonomie nur diejenigen möglichen Störungsbereiche genauer untersucht werden sollen, die bejaht wurden.

Die Probleme beginnen in der forensischen Praxis bereits damit, dass nicht selten – insbes. dort, wo relativ viele Probanden mit vorgegebenen »Testbatterien« untersucht werden und wo Testergebnisse stärker gewichtet werden als Explorationen und Verhaltensbeobachtungen – nur der Fragebogen herangezogen wird, um darauf auf etwaige Persönlichkeitsstörungen zu schließen. Auch wenn dies vom Anwender und Verfasser eines diagnostischen Befundes mit einer Einschränkung vermerkt wird – sei es vermittels methodischen Hinweises auf die begrenzte Gültigkeit, sei es durch (in diesem Fall falsche) Verwendung von Begriffen wie »Persönlichkeitszügen« oder »Akzentuierungen« statt Persönlichkeitsstörungen (▶ Kap. 2.1) –, ist dies natürlich nicht zulässig. Hinzu kommt: Sobald eine wertende Begrifflichkeit wie »dissozial«, »narzisstisch« oder »paranoid« in Bezug auf einen Probanden gefallen ist, ist diese, zumal im forensischen

2.2 Persönlichkeitsstörungsdiagnostik im forensischen Kontext

Kontext, kaum mehr aus der Welt zu schaffen – vielmehr entsteht beim Adressaten sofort eine Vorstellung davon, wie schwierig dieser Mensch wohl »ist«, und alles weitere, was an Auffälligkeiten berichtet oder dokumentiert wird, wird primär unter diesem Aspekt gesehen (sog. Halo-Effekt, der eine kognitive Verzerrung beschreibt, bei der einzelne Eigenschaften einer Person einen positiven oder negativen Eindruck erzeugen, der die weitere Wahrnehmung der Person »überstrahlt« und so den Gesamteindruck unverhältnismäßig beeinflusst). Ein solcher Beurteiler-Bias ist ein generelles Problem in der Begutachtung, das noch viel zu wenig thematisiert und zu wenig durch Fortbildung verhindert wird.

Auch wenn, wie es eigentlich geboten ist, nach dem Fragebogen das Interview durchgeführt wird, tut sich die nächste Fehlerquelle dort auf, wo nur nach den vom Probanden bejahten Items gefragt wird. Denn eben jene Fragen, die von außen besehen das Problem am zutreffendsten beschreiben, werden meistens verneint (nach aller Erfahrung auch dann, wenn sich im Rahmen einer Psychotherapie verstärkte Störungseinsicht entwickelt). Dazu trägt insbes. bei, dass das Verfahren absolut durchschaubar ist. Auch weniger intelligente Personen können auf einen Blick erkennen, dass die Fragen allesamt auf das Vorhandensein von Problemen bzw. Störungen abzielen, jede Bejahung also ein Defizit, eine Schwäche, eine Abweichung vom Normalen nahelegt (abgesehen davon informieren sich viele forensische Patienten über ihre Erfahrungen mit Gutachtern und deren Methoden, also auch Tests, und geben sich dahingehend Tipps). Zur Durchschaubarkeit trägt bei, dass alle Items einer Persönlichkeitsstörung blockweise abgefragt werden. Was im klinischen Kontext, bei Patienten mit Leidensdruck, mitunter zu einer Anhäufung bis »Übertreibung« von Symptomen führen kann, verkehrt sich im forensischen Kontext, wo Betroffene viel seltener an sich selbst als an den vermeintlich ungünstigen, sie benachteiligenden Umständen und den Fehlern ihrer Mitmenschen leiden und natürlich Interesse an einem möglichst günstigen Testergebnis haben, ins Gegenteil: Was von außen besehen tatsächlich problematisch ist, wird darum negiert (i. S. einer Dissimulation), was vermeintlich vorteilhaft ist, bejaht (sehr oft z. B. ausgeprägte Neigungen zu Ordnung und Regeln i. S. der zwanghaften Persönlichkeitsstörung, oder eine zurückgezogene Selbstgenügsamkeit mit »Zufriedenheit ohne sexuelle Kontakte« i. S. der schizoiden Persönlichkeitsstörung), was oft genau das Gegenteil dessen ist, was von außen als Problem angesehen wird. Es reicht also sicher nicht, sich auf die Angaben des Probanden zu verlassen und nur die Störungsbereiche mit Zustimmungen genauer zu erfragen, sondern es müssen vielmehr jene Bereiche erfragt werden, die durch die Vorbefunde nahegelegt werden (wobei es sich bei Straftätern in den meisten Fällen um Persönlichkeitsstörungen gemäß dem DSM-Cluster B handelt, wohingegen Cluster-C-Störungen selten eine forensische Relevanz haben). Als Ergebnis ist auch in diesem Fall in der Regel nicht zu erwarten, dass der Proband eine Persönlichkeitsstörung bei sich einräumt bzw. die entsprechenden Auffälligkeiten bejaht (zumal dies im Widerspruch zu den Antworten im Fragebogen stehen würde). Interessant ist aber, und hierin besteht vielleicht der »sekundäre diagnostische Gewinn« der Anwendung, wie »normal« sich Probanden in diesem Verfahren zu geben suchen, wie nachweislich überdauernde, stark ausgeprägte Problembereiche verneint, bagatellisiert oder externalisiert werden. Gerade im Interview, das mehr Gelegenheit zur Selbstdarstellung als ein Fragebogen gibt und in dem der Proband so reden kann, wie er denkt, werden so oftmals die tief verwurzelten, eingeschliffenen Sichtweisen auf sich selbst, die Mitmenschen und die Gesellschaft als Ganzes deutlich. Je mehr man den Probanden reden lässt, desto mehr offenbart sich, wie er »wirklich« denkt, desto mehr wird er über seine tradierten, vermeintlich bewährten Legitimationsstrategien für das eigene Handeln und Unterlassen preisgeben – und so ist dann doch eine Persönlichkeitsdiagnostik »durch die Hintertür« möglich. Gerade Forensiker, die noch wenig Erfahrung in der explorationsgestützten Persönlichkeitsdiagnostik aufweisen, können von der Anwendung eines strukturierten Interviews auch dadurch profitieren, dass dieses als »Einstiegshilfe« in die Exploration genutzt wird.

Eine *valide* Diagnostik von Persönlichkeitsstörungen bei forensischen Patienten ist damit aus den genannten Gründen jedoch nicht möglich. Das gleiche gilt für die Nachfolgeversion, das SCID-5-PD, welches seit 2019 in deutscher Sprache zur Verfügung steht. Das Verfahren wurde umbenannt, weil im DSM-5 Persönlichkeitsstörungen aufgrund der Abschaffung des multiaxialen Systems nicht mehr unter der Achse-II geführt werden. Die Kriterien für Persönlichkeitsstörungen sind im DSM-5 im Vergleich zum DSM-IV(-TR) gleichgeblieben, jedoch wurden den Autoren zufolge »alle

Interviewfragen kritisch überprüft und teilweise umformuliert«. Zudem wurde die Möglichkeit für ein dimensionales Rating neu eingeführt. Dies stellt angesichts der o. g. Kritikpunkte fraglos einen wichtigen Fortschritt dar, löst die Probleme der Anwendung im forensischen Kontext allerdings nicht. Daher wundert es nicht, dass dieses Verfahren bisher kein »Goldstandard« in der Diagnostik von Persönlichkeitsstörungen bei Straftätern geworden ist – und wohl auch auf längere Sicht nicht werden wird.

So wie das SKID lassen sich indes auch die rein auf Selbstbeurteilungen basierenden Persönlichkeitsverfahren im forensischen Kontext als Instrumente anwenden, die Aufschluss darüber geben können, wie eine Person sich selbst sieht oder gesehen werden möchte, oder glaubt, sich am besten »sozial erwünscht« darzustellen. Eine vollständige Übersicht kann hier nicht gegeben werden. Es sollen aber einige Verfahren kurz dargestellt werden, die sich im Kontext von Begutachtungen und forensischen Therapien nach Erfahrung des Autors als praktikabel und nützlich erwiesen haben (vgl. Habermann und Borchard 2010, 2011; Habermann 2013):

- Das Persönlichkeitsstil- und Störungsinventar PSSI (Kuhl und Kazen 2009) bietet dem Anwender bereits durch die dimensionale Konzeption und die zugrundeliegende Theorie der doppelten Handlungsregulation zur Erklärung von Persönlichkeitsstörungen einen Nutzen, der über die eng an die klassifikatorische Diagnostik angelehnten Verfahren hinausgeht. Allerdings ist der Titel etwas irreführend, denn Persönlichkeitsstörungen misst das PSSI ausdrücklich nicht – es beschränkt sich auf Persönlichkeitsstile als »nicht-pathologische Entsprechungen der in den psychiatrischen diagnostischen Manualen DSM-IV und ICD-10 beschriebenen Persönlichkeitsstörungen«. Was dieses Verfahren u. a. so praktikabel macht, ist, dass die Items jedes Stils nicht hintereinander, sondern durcheinander abgefragt werden (dies folgt zwar einem Muster – jede fünfzehnte Aussage gehört zu einem Stil –, dies erschließt sich dem Probanden aber nicht, auch nicht bei mehrmaliger Anwendung), so dass eine Manipulation in Richtung gezielter Bejahung oder Verneinung bestimmter Stile unwahrscheinlich ist. Zudem sind die Items weniger »störungsnah« konzipiert, sondern entsprechen viel mehr »normalen« Einstellungen, Ansichten, Empfindungen und Verhaltensweisen, und durch die mehrstufige Antwortmöglichkeit wird es dem Probanden erleichtert, manches tendenziell einzuräumen, was kategorial (»trifft zu« vs. »trifft nicht zu«) wahrscheinlich verneint würde. Das PSSI bietet auch – gerade weil es nicht von einem schweren Störungsbegriff ausgeht – eine gute Basis für Rückmeldungen der Ergebnisse an den Probanden und weitergehende Fragen dazu, etwa bei augenscheinlichen Diskrepanzen zwischen der Selbst- und Fremdbeurteilung. Dabei kann eine enge Orientierung an den konkreten, jeweils einen bestimmten Aspekt des (alltäglichen) Erlebens und Verhaltens adressierenden Aussagen bzw. deren Beantwortung erfolgen, was viel weniger Widerstände hervorruft als die Konfrontation mit augenscheinlichen »Störungen«. Zur Akzeptanz trägt insbes. auch die durchweg positivressourcenorientierte Formulierung der Stile (z. B. »ehrgeizig« als Stil der narzisstischen Persönlichkeitsstörung oder »selbstbehauptend« als nicht klinische Entsprechung der antisozialen Persönlichkeitsstörung) bei. Damit liegt ein Verfahren vor, das ein differenziertes Bild der aktuellen Selbsteinschätzung forensischer Probanden in einer Vielzahl von (möglicherweise deliktrelevanten) Eigenschaften liefert (in Form eines »Profils«), was im Verlauf einer Intervention wiederholt gemessen und mit dem Probanden besprochen werden kann.

> **Exkurs**
>
> Nach Sachse (2018) spezifiziert dieses Modell, welche psychologischen Variablen für die spezifische Art der Informationsverarbeitung und für die spezifische Handlungsregulation von Personen mit Persönlichkeitsstörungen eine Rolle spielen und wie diese Variablen zusammenwirken. Es umfasst drei Ebenen: Die Ebene der Beziehungsmotive oder der »authentischen Handlungsregulation«, die Ebene dysfunktionaler Schemata und die Ebene der »manipulativen Handlungsregulation«, auch »Spielebene« genannt. Aus dem Modell lassen sich charakteristische Eigenheiten von Personen mit Persönlichkeitsstörungen und prinzipielle therapeutische Vorgehensweisen ableiten.

- Auch das Inventar Klinischer Persönlichkeitsakzentuierungen (IKP) (Andresen 2006) dient als Selbstbeurteilungsverfahren schwerpunkt-

2.2 Persönlichkeitsstörungsdiagnostik im forensischen Kontext

mäßig der vollständigen dimensionalen Erfassung von Persönlichkeitsakzentuierungen nach DSM-IV und ICD-10, wobei es über die Diagnoseeinheiten der internationalen Klassifikationssysteme hinausgeht. Es beinhaltet in Form von Ergänzungsmodulen zum einen die traditionellen Persönlichkeitsakzentuierungen nach Kurt Schneider (z. B. »Maniforme/Hyperthyme, Suchtanfällige/Willensschwache«), zum anderen weitere subaffektive, psychosenahe, borderline- und angst-/aggressionsbezogene Persönlichkeitsakzentuierungen (z. B. »Depressive, Desorganisierte, Dissoziative, Passiv-aggressive/Negativistische, Opponierend-querulatorische«).

- Versteht man Persönlichkeitsstörungen v. a. als Beziehungsstörungen (sensu Sachse 1999), so liegt es nahe, genau dies – Schwierigkeiten im Umgang mit anderen Menschen – auch diagnostisch zu fokussieren. Das Inventar zur Erfassung interpersonaler Probleme (IIP-D) (Horowitz et al. 2016) erfragt interpersonale Verhaltensweisen, die Probanden entweder schwerfallen oder die sie im Übermaß zeigen. Die Auswertung erfolgt über acht faktorenanalytisch gebildete Skalen, die den Oktanten des Interpersonalen Circumplexmodells (IPC) entsprechen. Der IPC gilt als eines der am besten erforschten und ausgearbeiteten Modelle zur Beschreibung und Messung von Persönlichkeit. Dabei erfolgt die Anordnung von Variablen, mit denen interpersonale Beziehungen gemessen werden, in einem kreisförmigen zweidimensionalen Diagramm (daher der Begriff Circumplex). Die interpersonellen Stile (z. B. Gesellig-Extravertiert, Kaltherzig, Unsicher-Submissiv, Sicher-Dominant, Bescheiden-Vertrauensvoll) werden durch die Lage im Kreismodell veranschaulicht, wobei die Winkel durch die jeweilige Nähe (Korrelation) zu den beiden Faktoren bestimmt werden. Daneben wird ein Gesamtwert gebildet, der das Ausmaß an interpersonaler Problematik charakterisiert. Wenngleich auch dieses Verfahren keine Normwerte speziell für forensische Stichproben aufführt, ist der Abgleich der Testwerte mit den vorliegenden Normwerten aufschlussreich (z. B. im Hinblick auf die bestehenden und künftigen extramuralen sozialen Kontakte), und auch hier ist wegen der nicht klinischen, sondern »alltagsnahen« Konzeption der Items eine Rückmeldung bzw. Diskussion der Ergebnisse mit Probanden gut möglich, so wie das Verfahren auch im Rahmen einer Therapie-Verlaufsmessung nützlich sein kann.

- Differenzialdiagnostisch zielführend eingesetzt werden kann insbes. bei Straftätern mit Persönlichkeitsstörungen und impulsiv konnotierten Sexual- und Gewaltdelikten auch die sog. Barratt-Impulsivitätsskala (BIS-11; Patton et al. 1995), die als relativ kurzes Selbstbeurteilungsverfahren nicht-planende, motorische und aufmerksamkeitsbasierte Impulsivität unterscheidet.
- Indiziert ist insbes. bei dissozialer und narzisstischer Persönlichkeitsstörung auch eine Messung von Empathie, wozu sich der Interpersonal Reactivity Index (IRI; dt. Version von Paulus 2009) gut eignet, der zu einer Selbsteinschätzung der eigenen empathischen Fähigkeiten auffordert, wobei sowohl die kognitive als auch die emotionale Dimension von Empathie erfasst werden. Bei Probanden mit Persönlichkeitsstörungen können insbes. »die Neigung einer Person, eine Situation auch aus der Sicht des anderen und nicht nur aus der eigenen zu sehen« (Subskala Perspective Taking) sowie »sich um die Gefühle und Bedürfnisse anderer zu sorgen« (Empathic Concern) gut mit Fremdeinschätzungen abgeglichen und mit dem Probanden thematisiert werden.

Wenn es um die Erfassung von »Psychopathie« geht, führt an der Hare Psychopathy Checklist – Revised (PCL-R) (Hare 2003, deutsche Version von Mokros 2017) nach wie vor kein Weg vorbei. Dieses Verfahren weist insoweit eine Besonderheit auf, als es sowohl ein Diagnoseverfahren als auch ein Prognoseinstrument ist. Dabei gilt es zu beachten, dass »Psychopathy« – streng genommen müsste man bei dem englischen Begriff bleiben, weil der deutsche Psychopathiebegriff i. S. von Kurt Schneider etwas ganz anderes meint, s. o. – nicht einfach mit einer (schweren dissozialen) Persönlichkeitsstörung gleichzusetzen ist, auch wenn es in der Praxis kaum Fälle geben dürfte, in denen ein hoher PCL-R-Wert nicht mit der Diagnose einer Persönlichkeitsstörung einhergeht. Dabei sind wegen der inhaltlichen Nähe der PCL-R-Items zu spezifischen Persönlichkeitsstörungs-Kriterien am ehesten dissoziale, narzisstische und emotional-instabile bzw. Cluster-B- Persönlichkeitsstörungen zu erwarten. Als problematisch ist es anzusehen, wenn der Anwender keine zertifizierte Schulung absolviert hat (für die es trotz der weltweiten Verbreitung des Verfahrens nur relativ wenige Adressen in Deutschland gibt, da die offiziellen Anbieter ihrerseits von Robert Hare persönlich geschult worden sein sollten)

2.2 Persönlichkeitsstörungsdiagnostik im forensischen Kontext

und keine längere Übungsphase mit Abgleich der eigenen Beurteilungen mit denen forensisch erfahrener Kollegen hatte. Problematisch ist auch die nach wie vor weit verbreitete Verwendung des sog. »Cut off-Wertes« von 25 Punkten (in Europa) zur Feststellung, ob Psychopathy vorliegt oder nicht, statt einen Vergleich mit den aus Untersuchungen deutscher forensischer Stichproben stammenden Werten (zur Übersicht vgl. Mokros 2013) vorzunehmen und insbes. die Ausprägungen der zwei Faktoren (Psychopathische Kernpersönlichkeitsmerkmale, Soziale Abweichung) bzw. vier Facetten (Interpersonell, Affektiv, Lebenswandel, Antisozial) genauer zu betrachten.

Eine Alternative zur PCL-R stellt das CAPP – Comprehensive Assessment of Psychopathic Personality – (Cooke et al. 2007) dar, das auch in Deutschland seit mehr als zehn Jahren erforscht und – allerdings in deutlich geringerem Umfang als die PCL-R – angewendet wird (zur Übersicht vgl. Stoll et al. 2004). Dieses Verfahren hat gegenüber den durchweg negativ formulierten und mitunter stark stigmatisierenden Kriterien der PCL-R den Vorteil, dass es dem Begriff der »Psychopathie« ein Persönlichkeitsmodell zugrunde legt und den Grad der Ausprägungen v. a. an den generellen psychischen Funktionen festmacht, ohne bei deren Störungen gleich von einer (schweren, gefährlichen) Pathologie auszugehen (hier ist also eine dimensionale Beurteilung inhärent). Studien mit Experten-Ratings weisen auf eine gute Validität des Verfahrens hin (Kreis et al. 2012).

Was sich darüber hinaus bzw. auch unter Verzicht auf jede Form der fragebogen- oder interviewbasierten Testdiagnostik in jedem Fall empfiehlt, ist die Anwendung der IDCL-P (Internationale Diagnosen Checkliste für Persönlichkeitsstörungen; Bronisch et al. 1995), die der Erfassung der Persönlichkeitsstörungen nach ICD-10 und DSM-IV dient. Im Grunde handelt es sich dabei um nichts anderes als eine systematische Überprüfung der Diagnosekriterien der in den Klassifikationssystemen enthaltenen Persönlichkeitsstörungen. Dabei ist der Wortlaut der einzelnen Kriterien sogar mit dem vom Klassifikationssystem vorgegebenen Text identisch. Entscheidend ist, dass die Diagnostik mit Hilfe der IDCL-P stets auf Fremdbeurteilung basiert und die Art der Erhebung frei ist. Dabei kommen als Informationsquellen neben den Angaben des Probanden auch Verhaltensbeobachtungen, Angaben dritter Personen und vorliegende (Straf-)Akten in Betracht. Damit ist dieses Verfahren für die forensische

Diagnostik und Prognostik grundsätzlich geeignet. Natürlich besteht auch hier die Gefahr »sich selbst erfüllender Prophezeiungen« in dem Sinne, dass der Anwender z. B. von vornherein von einer spezifischen Persönlichkeitsstörung ausgeht und die Kriterien entsprechend bejaht bzw. andere Kriterien geringer gewichtet.

Das Problem mit Fremdbeurteilungsverfahren besteht generell darin, dass diese, wie die Selbstbeurteilungsfragebögen, letztlich nicht »objektiv« sind. Auch hier dürfte die Annahme des Anwenders/Untersuchers über das Vorliegen bzw. den Schweregrad einer Persönlichkeitsstörung in stärkerem Maße das Ergebnis beeinflussen. Gleichwohl führt eine systematische Prüfung jedes einzelnen Kriteriums aller Persönlichkeitsstörungen sowie die schriftliche Dokumentation dieser Prüfung wohl eher zu einer validen Diagnose, als wenn die Diagnosekriterien einer oder einiger nach der eigenen Einschätzung in Frage kommender Persönlichkeitsstörung nur durch »gedankliches« Bejahen oder Verneinen geprüft werden. Insbes. für die Differenzialdiagnostik erscheint dies wichtig (z. B., ob es sich um eine emotional-instabile oder eine dissoziale Persönlichkeitsstörung handelt), und wenn das Ergebnis z. B. kombinierte Persönlichkeitsstörungen sind[1], trägt die Prüfung mittels der IDCL-P dazu bei, dass die hervorstechenden Merkmale konkret benannt werden.

Letzteres, eine möglichst genaue Festlegung, welche Kriterien voll, teilweise/möglicherweise oder nicht zutreffen bzw. wo die Informationslage zur Beurteilung (noch) nicht ausreicht und damit das Störungsbild definieren, ist auch und gerade bei der Diagnose einer oder mehrerer spezifischer Persönlichkeitsstörungen eine Anforderung, die auch in gründlichen Gutachten noch zu selten vorgenommen wird. Denn tatsächlich macht es einen Unterschied aus, ob z. B. eine dissoziale Persönlichkeitsstörung diagnostiziert wird, weil eine Person dauernd in Form von Gewalttaten gegen Normen verstößt und sich offenbar durch Sanktionen nicht beeindrucken lässt (also Straf- und Rückfälligkeit die entscheidenden Kriterien sind), oder weil sie sich nicht um die Gefühle und Bedürfnisse anderer Menschen schert, zwar rücksichtslos agiert, dabei aber meistens im

---

1 Streng genommen ist es falsch, von »einer« oder »der« kombinierten Persönlichkeitsstörung zu sprechen, denn nach der ICD-10 gibt es diese Diagnose nur im Plural, also »kombinierte Persönlichkeitsstörung*en*«.

2.2 Persönlichkeitsstörungsdiagnostik im forensischen Kontext

Rahmen des Erlaubten (oder im Dunkelfeld) bleibt und die Verantwortung für die eigenen Probleme immer außerhalb der eigenen Person sieht (Dissozialität also v. a. durch Empathiemangel, manipulatives Geschick und Schuldexternalisierung gekennzeichnet ist).

Ergänzend sollen kurz einige Verfahren genannt werden, deren Ergebnisse in der forensischen Begutachtung und Behandlung von Probanden mit Persönlichkeitsstörungen in Einzelfällen oder zu Forschungszwecken interessant sein können, die aber nach aller Erfahrung keinen ihre regelmäßige Anwendung nahelegenden Nutzen haben:

- Mit dem Persönlichkeitsfragebogen für Inhaftierte (PFI; Seitz und Rautenberg 2010) wurde erstmals in Deutschland ein Selbstbeurteilungsverfahren vorgelegt, das auf die durch die Haftumstände beeinflusste Erlebnissituation von inhaftierten Personen abgestimmt wurde. Das Verfahren wurde nicht zur Diagnostik von Persönlichkeitsstörungen entwickelt, sondern liefert den Autoren zufolge vor allem Informationen, »die für die Behandlung des Inhaftierten von Bedeutung und zur Erstellung bzw. Begründung eines angemessenen Vollzugsplans nützlich sind«. Das Verfahren unterscheidet sog. Primärskalen (z. B. »Insuffizienzerleben, Optimistische Sorglosigkeit, Soziale Anpassung, Argwohn gegenüber Anstaltsbediensteten«) und Sekundärfaktoren (z. B. »Ich-Schwäche, Aggressiv-misstrauische soziale Fehlanpassung, Optimistisch-selbstüberzeugte Extraversion«). Im Rahmen von Begutachtungen sollten sich solche Erlebens- und Verhaltensweisen bereits durch die Exploration des Vollzugsverlaufs, die Verhaltensbeobachtung und das Studium der Gefangenenpersonalakten erschließen. Aber der Fragebogen könnte insbes. verbal zurückhaltenden oder eingeschränkten Probanden in einer schwierigen Haftsituation helfen, ihr subjektives Misserleben deutlich zum Ausdruck zu bringen.
- Einige Verfahren wurden für die Erfassung spezifischer Persönlichkeitsstörungen entwickelt, wie das Narzissmus-Inventar (NI; Deneke und Hildenstock 1989) oder die Skala zur Erfassung der Impulsivität und emotionalen Dysregulation der Borderline-Persönlichkeitsstörung (IES-27; Kröger und Kosfelder 2011), deren Bezeichnungen bereits deutlich machen, worauf diese Verfahren abzielen. Da die o. g. Probleme einer validen Diagnostik bei solchen einzelne Konstrukte erfassen-

den Verfahren noch viel stärker zutage treten, erscheint eine Anwendung im forensischen Kontext v. a. dann zielführend, wenn der Proband eine hinreichende Störungseinsicht, Reflexionsfähigkeit und Offenheit aufweist, oder um z. B. die Werte vor und nach einer Psychotherapie zu vergleichen.

- Ebenfalls nur für den therapeutischen bzw. Forschungs-Kontext empfohlen wird die deutsche Version des Psychopathic Personality Inventory-Revised (PPI-R), das für sich in Anspruch nimmt, vermittels Selbstbeurteilung die dimensionale Ausprägung des Merkmals Psychopathie und dessen Teilaspekte zu erfassen. In Anlehnung an die klassische Definition von Cleckley (1964) sollen sich damit die Dimensionen »Schuldexternalisierung, Rebellische Risikofreude, Stressimmunität, Sozialer Einfluss, Kaltherzigkeit, Machiavellistischer Egoismus, Sorglose Planlosigkeit und Furchtlosigkeit« erfassen lassen, ergänzt durch die Skala Unaufrichtige Beantwortung »zur Überprüfung von Antworttendenzen manipulativer Art«. Soweit die Autoren resümieren, dass die Daten forensischer Probanden die erhöhte Prävalenz von hohen Psychopathieausprägungen im Vollzug widerspiegeln, kann dies aus eigener Erfahrung nicht bestätigt werden. Hier war es vielmehr so, dass Probanden fast durchweg geringere Werte als die im Manual aufgeführten gesunden (überwiegend studentischen) Stichproben im Durchschnitt erreicht haben, ohne dass die Kontrollskala Hinweise auf – offensichtlich taktische – Antworttendenzen gegeben hat.

Das Problem mit allen Selbstbeurteilungsverfahren für Persönlichkeitsstörungen und damit assoziierten Merkmalen liegt darin, dass sie außerhalb der universitären und psychotherapeutischen Settings, in denen sie entwickelt und normiert werden, kaum objektiv messen, wie ein Mensch »wirklich ist«, sondern in viel stärkerem Maße widerspiegeln,

1. wie eine Person sich mit ihren kognitiven Verzerrungen selbst sieht (die, *wenn* sie eine Persönlichkeitsstörung hat, besonders stark ausgeprägt sind und zu einer ganz anderen Selbsteinschätzung führen als der Blick von außen auf die Person; denn es ist ja gerade kennzeichnend für PS, dass Betroffene das Problem nicht bei sich, sondern bei anderen bzw. in der Umwelt verorten);

2. wie eine Person sich sehen möchte bzw. gerne wäre (sog. »Ideal-Selbst«);
3. oder – besonders dort, wo aufgrund der Untersuchungsbefunde eine bedeutsame rechtliche Entscheidung zu treffen ist – wie eine Person von dem Untersucher bzw. Adressaten der Befunde gerne gesehen werden möchte, was die Vermittlung eines stark sozial erwünschten, möglichst normkonformen Bildes von sich indiziert.

Nach Erfahrung des Verfassers sind diese drei Antworttendenzen im forensischen Kontext viel stärker ausgeprägt als in »normalen« Testsituationen. Auch Testungen in klinischen Settings sind damit nicht vergleichbar, weil die Probanden dort in der Regel einen Leidensdruck haben, den sie wahrnehmen und der sie veranlasst, sich möglichst »ungefiltert« darzustellen (auch wenn hier ebenfalls ein »Störungsfilter« bedacht werden muss), jedenfalls ihre Problematik stärker als zu sich gehörig zu empfinden, oder zumindest anzuerkennen, dass diese der Grund ist, dass sie sich jetzt in einer Behandlung befinden und Hilfe benötigen. Forensische Probanden erreichen in Persönlichkeitsverfahren dagegen meistens »auffallend normale« Profile – nicht selten liegen die Ergebnisse auf den meisten Skalen im Normbereich, und wenn es mal eine Abweichung gibt, betrifft diese eher eine sozial erwünschte Eigenschaft als das tatsächliche Problemverhalten. Dabei ist anzumerken, dass es sich bei diesen Beobachtungen nicht um die Erkenntnisse aus einer systematischen Untersuchung handelt. Wissenschaftliche Studien zu verfälschenden Antworttendenzen bei forensischen Probanden wie auch zum Einfluss subjektiver Aspekte des Gutachters auf die Ergebnisse erscheinen dringend erforderlich. Zu resümieren ist, dass sich Persönlichkeitsstörungen im forensischen Kontext alleine vermittels testdiagnostischer Verfahren nicht validieren lassen. Das Problem eines für die forensische Arbeit oft geringen praktischen Nutzens von »Universitätsdiagnostik«[2] und einer nur bedingten Brauchbarkeit vieler klinisch-therapeutischer Verfahren, die ein weitgehend ehrliches und halbwegs reflektiertes Beantworten der Fragen erfordern, lässt sich in der forensischen Einzelfalldiagnostik bis auf Weiteres am

---

2 Damit ist hier die Entwicklung von Verfahren an Hochschulen und bes. eine Normierung vermittels überwiegend studentischer, jedenfalls nicht forensischer Stichproben gemeint.

besten durch eine wissenschaftliche Arbeitsweise i. S. der nomothetisch-idiografischen Methode (Dahle 2010) mit Hypothesenbildung und multiplen Validierungsstrategien lösen. Dabei kommt es entscheidend darauf an, alle für die Diagnostik und Prognostik relevanten Informationen über einen Fall zunächst zu sammeln, zu ordnen und Hypothesen zu erstellen, um diese dann in der eigenen Untersuchung auf den Prüfstand zu stellen und die Hypothesen mittels der gewonnenen Informationen ggf. zu modifizieren. Dazu braucht es weniger eine verfahrensbasierte Teststrategie als profundes theoretisches und praktisches Wissen über die Besonderheiten von Menschen mit PS, die sich v. a. in ihrem interpersonellen Erleben und Verhalten manifestieren und die daher auch ohne Tests *beobachtet und erfragt* werden können. So gesehen kommt dem Untersucher selbst hier die Rolle bzw. Funktion eines »Diagnostikums« zu. Ein relativ neues Verfahren, das genau diesen Aspekt – die Interaktionssituation mit dem Klienten, in der relevante Schemata getriggert werden, so dass sie sich in dessen Interaktionshandeln zeigen – berücksichtigt und den aufgezeigten Schwierigkeiten der Anwendung »klassischer« Diagnose-Instrumente Rechnung trägt, ist das Persönlichkeits-Störungs-Rating-System (PSRS; Sachse 2020) zur Diagnostik narzisstischer, histrionischer, dependenter und selbstunsicherer PS. Wie das PSSI beruht es auf dem Modell der doppelten Handlungsregulation und den störungsspezifischen Ausgestaltungen. Grundlage des Ratings sind Therapieprozesse und die Annahme, dass sich in diesem Rahmen Störungsaspekte auch dann erkennen lassen, wenn Klienten die Intention haben, dem Therapeuten noch gar keinen Einblick in ihre Probleme zu gewähren. Dies wird ermöglicht, indem das typische Spielverhalten und Vermeidungsverhalten von Klienten mit Persönlichkeitsstörungen bei der Diagnostik berücksichtigt wird. Erste Untersuchungen weisen dem Autor zufolge auf eine gute Reliabilität und die Validität des PSRS hin, wobei Studien an weiteren Stichproben erfolgen sollen.

Nach Sachse (2019) sind Persönlichkeitsstörungen im Wesentlichen Beziehungsstörungen. Das zentrale Element zur Validierung einer Persönlichkeitsstörung ist daher die Beziehungsgestaltung, was selbstverständlich voraussetzt, dass der Untersucher selbst sich weitestgehend über eigene Charakteristika, Akzentuierungen oder sogar Persönlichkeitsstörungen im Klaren ist. Es ist kein Zufall, dass namhafte Autoren in ihren

2.2 Persönlichkeitsstörungsdiagnostik im forensischen Kontext

Büchern über Persönlichkeitsstörungen mit teils unverhohlener Offenheit die eigenen Akzentuierungen darlegen (z. B. Fiedler 2007); diese Selbstkenntnis ist erforderlich, um im Wissen darüber den Blick möglichst unverzerrt auf den anderen richten zu können. Nur wenn die eigenen Anteile bewusst sind und die eigenen Motive, Emotionen, Impulse, Bedürfnisse, Wünsche, Befürchtungen, Ängste etc. hinreichend reflektiert werden, kann eine möglichst klare Unterscheidung von denen des anderen einigermaßen gelingen. Ansonsten besteht hier die Gefahr, eigene Probleme auf den anderen zu projizieren und dort schlimmstenfalls zu pathologisieren.

Wie kommt man zu einer profunden Kenntnis der eigenen Persönlichkeitsstruktur, die für die forensische Arbeit unverzichtbar ist? Da die Persönlichkeit normalerweise ich-synton, d. h. als »richtig« und als zu sich gehörig empfunden wird, gelingt dies nur vermittels einer Außenperspektive auf sich selbst. Dies ist das essenzielle Ziel von Selbsterfahrung im Rahmen von Psychotherapieausbildungen. Es ist schwer begreiflich, warum Selbsterfahrung nicht auch und insbesondere für alle Menschen, die im forensischen Setting arbeiten wollen, längst notwendiger Teil der Aus- und Weiterbildung ist. Tatsächlich spielt sie bei den Psychologen im Regelstudium überhaupt keine Rolle. Auch im Rahmen der Weiterbildung zum Fachpsychologen für Rechtspsychologie gibt es bis heute keine anwendungsbezogenen Seminare, die sich explizit diesem Thema widmen. Da die wenigsten Fachpsychologen nebenher eine Therapieausbildung absolvieren, bedeutet dies, viele gehen ihrer Arbeit als Gutachter, Anstalts- oder Stationspsychologen, Mitarbeiter in forensischen Ambulanzen etc. nach, ohne sich über die eigene Persönlichkeitsstruktur hinreichend klar zu sein. Es liegt auf der Hand, dass hier immense Gefahren für Fehleinschätzungen und Machtmissbrauch bestehen – gerade in geschlossenen Systemen, wo die Klienten sich wider Willen befinden und wo die Verläufe in starkem Maße von den Entscheidungen der Fachkräfte abhängig sind. Dabei sind nicht alle Persönlichkeitsstile von Mitarbeitern gleichermaßen problematisch. Während leicht zwanghafte, schizoide oder histrionische Züge eher unproblematisch erscheinen, einer Verhaltensmodifikation des Probanden nach lerntheoretischen Prinzipien vielleicht sogar zuträglich sind, sind eigene emotionale Labilität, Narzissmus, Impulsivität, strukturelle Unsicherheit und Ängstlichkeit u. a. für die Behandlung fraglos toxisch und mitunter auch für den forensischen Mitarbeiter selbst gefährlich. Das betrifft nicht nur die Ärzte und Psychologen, sondern mehr noch das Pflege- und Vollzugspersonal.

2.3 Die forensische Beurteilung von Persönlichkeitsstörungen

In Bezug auf die Schuldfähigkeit erfolgt die forensische Bewertung von Persönlichkeitsstörungen grundsätzlich nicht anders als bei anderen psychischen Störungen: Steht die Diagnose einer oder mehrerer Persönlichkeitsstörungen fest, so ist im nächsten Schritt zu prüfen, ob diese den Eingangsmerkmalen der §§ 20, 21 StGB entspricht. Persönlichkeitsstörungen sind, wenn überhaupt, unter die vierte Kategorie zu subsumieren; d. h., es erhebt sich die Frage, ob die diagnostizierte Persönlichkeitsstörung einen solchen Schweregrad aufweist, dass von einer schweren anderen seelischen Störung (vormals: Abartigkeit; SASA) gesprochen werden kann. Dabei ist zu beachten, dass die Zuordnung der klinischen Diagnose zu einer rechtlichen Kategorie eigentlich eine normative Entscheidung darstellt, die vom Richter zu treffen ist, während der Gutachter sich darauf zu beschränken hat, dem Gericht empirisch prüfbare Anhaltspunkte an die Hand zu geben, die diese normative Entscheidung erlauben (Dreßing und Habermeyer 2015).

Die Beurteilung des Sachverständigen, ob die Persönlichkeitsstörung unter das Merkmal der schweren anderen seelischen Störung zu subsumieren ist, muss alle vorliegenden und erhobenen Informationen zu dem Probanden einbeziehen. Um überhaupt in dieser Richtung zu denken, sollte in der Aktenanalyse, in der Exploration, in der Verhaltensbeobachtung und ggf. zusätzlich gestützt auf fremdanamnestische Befunde sehr deutlich geworden sein, dass es sich bei der Persönlichkeitsstörung des Probanden um ein seit der Adoleszenz überdauerndes, sehr rigides und dysfunktionales Muster in der Wahrnehmung anderer Personen, in den

2.3 Die forensische Beurteilung von Persönlichkeitsstörungen

Denkweisen und Einstellungen, der Emotionalität und Impulskontrolle und der Beziehungsgestaltung handelt, das immer wieder zu gleichartigen und schweren Konflikten und Reaktionen seitens des Probanden führt. Umgekehrt sollten in der Rückschau, Anamnese und Verhaltensbeobachtung keine oder nur wenige interpersonelle Situationen gefunden werden, in denen der Proband über (sehr) gute psychische Funktions- und insbes. Beziehungsfähigkeiten verfügte. Wenn klar aufgezeigt werden kann, dass der Proband schon lange aus sämtlichen strukturierenden und das eigene Verhalten mitregulierenden sozialen Bezügen herausgefallen ist, er im äußersten Fall als isolierter Einzelgänger ohne tragfähige Beziehungen oder auch nur ein Netz oberflächlicher Kontakte gelebt hat – insbes. in Zeiten, als er nicht in einer Haftanstalt, im Maßregelvollzug, in einer Klinik o. a. kontrollierenden und unterstützenden Umgebung war – besteht aus psychopathologischer Sicht ein gewichtiges Argument, die Persönlichkeitsstörung als schwere andere seelische Störung einzuordnen.

Unter Heranziehung des psychopathologischen Referenzsystems (Saß 1985) sollten die vorliegenden Auswirkungen der Persönlichkeitsstörung, besonders hinsichtlich der Rigidität der Denkmuster, des eingeschränkten Verhaltensspielraums, der fehlenden Ressourcen für eine adäquate Bedürfnisbefriedigung, der mangelhaften Beziehungsgestaltung und Interaktionsfähigkeit sowie der emotionalen Beeinträchtigungen (eingeschränkte Fähigkeit zur Wahrnehmung und Differenzierung der Gefühle anderer, mangelnde emotionale Variabilität besonders im Bereich positiver Gefühle, mangelndes Einfühlungsvermögen), mit denen einer krankhaften seelischen Störung vergleichbar sein.

Unter Heranziehung des strukturell-sozialen Krankheitsbegriffs (Rasch 1999) sollten sich deutliche Hinweise für eine Beeinträchtigung der sozialen Kompetenz in Form einer Einengung der Lebensführung, einer verminderten Arbeitsfähigkeit, einem Abbruch von sozialen Kontakten, einer verzerrten Realitätsbeurteilung, einer Stereotypisierung des Verhaltens und einer Häufung sozialer Konflikte auch außerhalb strafrechtlicher Belange finden lassen.

Darüber hinaus können auch die von einer Expertengruppe zur Formulierung von Mindestanforderungen für Schuldfähigkeitsgutachten (Boetticher et al. 2005) genannten Gründe für die Einstufung einer Persönlichkeitsstörung als (seinerzeit noch so bezeichnete) schwere andere seelische Abartigkeit für die Beurteilung herangezogen werden (1. Auffälligkeiten der Affektregulation, 2. Einengung der Lebensführung, 3. Beeinträchtigung der Beziehungsgestaltung, 4. Störung des Selbstwertgefühls, 5. Schwäche von Abwehr- und Realitätsprüfungsmechanismen).

Im nächsten Schritt ist zu prüfen, ob die inkriminierte Tat symptomatisch für die Persönlichkeitsstörung ist, ob also das Tatgeschehen auf die spezifischen Besonderheiten und Defizite der Persönlichkeitsstörung zurückgeführt werden kann. So können z. B. immer wieder vorkommende Körperverletzungen symptomatisch sein für eine schwere dissoziale Persönlichkeitsstörung, die durch ein mangelndes Einfühlungsvermögen, ein Ignorieren der Bedürfnisse anderer, eine Missachtung sozialer Normen, eine Ausblendung negativer Konsequenzen sowie eine niedrige Schwelle für aggressives bis gewalttätiges Verhalten gekennzeichnet ist.

Nur relativ selten reicht in der Praxis eine – selbst schwere – Persönlichkeitsstörung für sich genommen aus für die Subsumierung unter das Eingangsmerkmal der schweren anderen seelischen Störung entsprechend der o. g. hohen Schwellen. Häufig gelingt dies, wenn überhaupt, erst im Zusammenhang mit einer anderen Störung (z. B. einer psychotischen Störung, einer Suchterkrankung, Pädophilie oder sexuellem Sadismus), wobei der Persönlichkeitsstörung dabei die Rolle eines »konstellativen Faktors« zukommen kann. Es ist dann sehr genau zu prüfen, ob und falls ja in welcher Weise eine Straftat symptomatisch für die in Rede stehende Störung bzw. das Zusammenwirken verschiedener Störungen war. Nur wenn der Symptomcharakter der Tat explizit (auch) für die Persönlichkeitsstörung bejaht werden kann, ist in einem letzten Schritt zu prüfen, ob durch die Persönlichkeitsstörung die Einsichts- oder Steuerungsfähigkeit zum Tatzeitpunkt erheblich beeinträchtigt oder gar aufgehoben war. Dabei ist eine Beeinträchtigung der Einsichtsfähigkeit bei einer Persönlichkeitsstörung in der Regel nicht anzunehmen, und auch eine aufgehobene Steuerungsfähigkeit lässt sich damit selten valide begründen. Es geht hier allenfalls um die Frage, ob es Hinweise für eine erhebliche Beeinträchtigung der Steuerungsfähigkeit gibt. Nach der sog. BGH-Expertengruppe (Boetticher et al. 2005) sprechen *für* eine forensisch relevante Beeinträchtigung der Steuerungsfähigkeit bei Persönlichkeitsstörungen

2.3 Die forensische Beurteilung von Persönlichkeitsstörungen

- eine konflikthafte Zuspitzung und emotionale Labilisierung in der Zeit vor dem Delikt,
- ein abrupter und impulshafter Tatablauf,
- ein enger Zusammenhang zwischen komplexhaften Persönlichkeitsproblemen und der Tat sowie
- möglicherweise zusätzlich vorhandene konstellative Faktoren wie z. B. eine Alkoholintoxikation.

Gegen eine erhebliche Beeinträchtigung der Steuerungsfähigkeit sprechen Tatvorbereitungen, ein planmäßiges Vorgehen, die Fähigkeit zu warten, ein lang hingezogenes Tatgeschehen, ein komplexer Handlungsablauf in Etappen, Vorsorge gegen Entdeckung, die Möglichkeit anderen Verhaltens unter vergleichbaren Umständen sowie das Hervorgehen des Delikts aus dissozialen Verhaltensbereitschaften.

Alleine aufgrund einer (selbst schweren) Persönlichkeitsstörung ist ein Straftäter aus »konservativer« forensisch-psychologischer Sicht somit nur in seltenen Ausnahmefällen zu dekulpieren. Wenn jedoch, wie oben beschrieben, eine Persönlichkeitsstörung als ein wichtiger konstellativer Faktor etwa einer schweren Paraphilie oder einer Suchtmittelproblematik anzusehen ist, kann dies (ggf. kumulativ) u. U. eine erheblich verminderte Steuerungsfähigkeit indizieren.

Soweit die Theorie. In der Praxis ist es erfahrungsgemäß so, dass eine »reine« PS, auch wenn sie »schwer« ist und eine Tat offensichtlich symptomatisch für schwere Störungen des persönlichkeitsimmanenten Erlebens und Verhaltens war, selten als schwere andere seelische Störung eingeordnet wird. Hier scheint v. a. bei psychiatrischen Gutachtern Sorge zu bestehen, dass bereits die klinische Diagnose einer Persönlichkeitsstörung von Juristen als Eingangsmerkmal gewertet werden könnte, und um dem von vornherein vorzubeugen, wird die augenscheinlich gestörte Persönlichkeit, selbst wenn die Diagnosekriterien eindeutig und in ausreichender Zahl zu bejahen sind, eben nicht als Persönlichkeitsstörung bezeichnet, sondern meist unter Verweis auf (noch) intakte Funktionsbereiche und vermeintlich gute Anpassungsfähigkeiten, als »akzentuierte Persönlichkeitszüge« o. a.; das Bemühen um eine diagnostische »Abmilderung« der Persönlichkeitsstörung wirkt besonders in solchen Fällen konstruiert, in denen zuvor – oft seitenweise – recht deutlich genau solche überdauernden und gravierenden Probleme in der Lebensführung und Beziehungsgestaltung beschrieben wurden, die typisch für eine Persönlichkeitsstörung sind. Und so finden sich in Gutachten mitunter schwer nachvollziehbare Argumentationen, um die zuvor herausgearbeitete »schwierige Persönlichkeit« dann eben nicht als Persönlichkeitsstörung, sondern »nur« als Akzentuierung zu bezeichnen. Dem zugrunde liegt offenbar die (falsche) Annahme, die Diagnose einer Persönlichkeitsstörung impliziere per se bereits eine »Krankheitswertigkeit«, oder jedenfalls die Befürchtung, dies könnte von Juristen so – also falsch – verstanden werden. Insbesondere dissoziale Persönlichkeitsstörungen werden dadurch häufig nicht diagnostiziert. Das mag zuverlässig dazu beitragen, dass ein nicht »krankheitswertig« persönlichkeitsgestörter Straftäter zu einer Haftstrafe verurteilt wird, statt irrtümlich im psychiatrischen Krankenhaus zu landen. Dies ist aber immer auch ein Attest sowohl für den Betroffenen, der dann »schwarz auf weiß« hat, dass er – so interpretiert er es – »eigentlich ganz normal«, jedenfalls »nicht schwer gestört« ist, sowie auch für die Vollzugsanstalt, die sich mit der Frage von risikoreduzierenden Maßnahmen in Bezug auf die Persönlichkeit des Straftäters dann nicht weiter beschäftigen muss. Damit ist aber weder dem Betroffenen noch der Gesellschaft, die vor dessen Delinquenz geschützt werden soll, gedient. Denn der unbehandelte Täter nimmt seinen Deliktteil so, wie er reingekommen ist, natürlich auch wieder mit hinaus – und eine weitgehend störungsfreie Zeit in Haft ist entgegen den Annahmen vieler vollzuglicher Mitarbeiter aus prognostischer Warte kein Schutzfaktor.

Eine »Relativierung« von Persönlichkeitsstörungen im Zusammenhang mit der Frage der strafrechtlichen Verantwortlichkeit läuft zudem der Konzeption von Persönlichkeitsstörungen als einer eigenständigen Kategorie psychischer Störungen entgegen. Persönlichkeitsstörungen sind im Hinblick auf Entstehung, Verlauf, Symptomatik, Behandlungsmöglichkeiten u.a. nicht mit »klassischen« psychiatrischen Störungen zu vergleichen. Ein vergleichbarer Grad an funktionalen Beeinträchtigungen, wie sie z.B. bei psychotischen oder hirnorganischen Störungen vorkommen, wird sich infolge einer – selbst schweren – Persönlichkeitsstörung nur selten feststellen lassen.

Die Diagnose ist das eine; was daraus für das (Tat-)Verhalten folgt, ist eine andere Frage. Wie oben aufgezeigt wurde, ist es bei einer systemati-

2.3 Die forensische Beurteilung von Persönlichkeitsstörungen

schen Prüfung der psychopathologischen Voraussetzungen der strafrechtlichen Verantwortlichkeit ein sehr weiter Weg von der Diagnose einer Persönlichkeitsstörung zur – wenn überhaupt – verminderten Steuerungsfähigkeit. Zu fordern ist daher eine viel konsequentere valide Diagnostik von Persönlichkeitsstörungen, und statt einer bemüht-konstruierten »vorsorglichen« Abmilderung bereits der Diagnose sollte die Diskussion der Art und Stärke etwaiger funktionaler Beeinträchtigungen durch die Persönlichkeitsstörung besser im Zusammenhang mit der Erörterung der Eingangsmerkmale, insbes. einer schweren anderen seelischen Störung, erfolgen. Wenn tatsächlich einmal der Fall eintreffen sollte, dass eine Persönlichkeitsstörung unter das vierte Eingangsmerkmal subsumiert werden kann (was, daran sei kurz erinnert, eine normative und keine gutachterliche Entscheidung ist), kann entsprechend des zweistufigen Beurteilungsverfahrens der Schuldfähigkeit ggf. immer noch dargelegt werden, warum trotz einer schweren deliktrelevanten Störung die Fähigkeit zur Unrechtseinsicht und zum einsichtsgemäßen Handeln nicht stark – i. S. von erheblich – beeinträchtigt war (wobei auch die Frage der Erheblichkeit eine normative Entscheidung ist). Denn erst an dieser Stelle – und nicht bereits im Rahmen der Diagnostik – ist im Hinblick auf Persönlichkeitsstörungen, wenn überhaupt, der Grenzverlauf »zwischen krank und kriminell« zu bestimmen.

Die Wichtigkeit einer möglichst validen Diagnostik von Persönlichkeitsstörungen im Rahmen einer Schuldfähigkeitsbeurteilung oder einer intramuralen Abklärung einer Therapieindikation kann somit nicht überschätzt werden. Erfolgt dies nicht, besteht die Gefahr, dass die (oft maßgeblich deliktrelevante) Persönlichkeitsproblematik des Straftäters auf lange Sicht – mitunter jahrelang bis zur nächsten (externen) prognostischen Begutachtung (was bei einer Strafverbüßung oft erst zum 2/3 Zeitpunkt der Fall ist) – unbehandelt oder jedenfalls unzureichend behandelt bleibt. Dabei ist die Deliktrelevanz einer Persönlichkeitsstörung einem Straftäter, der jahrelang nicht mit der Diagnose konfrontiert wird, umso schwerer (wenn überhaupt noch) zu vermitteln, je länger die abgeurteilte Tat zurückliegt. So gesehen hat die Persönlichkeitsstörungs-Diagnostik im Rahmen der Schuldfähigkeitsbeurteilung oder einer Eingangsdiagnostik bereits einen entscheidenden Einfluss auf die Frage des Rückfallrisikos und der Behandelbarkeit, worum es nachfolgend gehen soll.

2 Die forensisch-psychologische Perspektive

In Bezug auf die Kriminalprognose ist zunächst herauszustellen, dass Persönlichkeitsstörungen in vielen gängigen Prognoseinstrumenten bereits aufgrund ihres schieren Vorliegens als ein Risikofaktor gewertet werden, mitunter sogar »doppelt bis mehrfach schwer« ins Gewicht fallen. Exemplarisch sei das im Rahmen von Kriminalprognosen trotz einer Nachfolgeversion weiterhin sehr häufig verwendete HCR-20 (dt. Übersetzung von Müller-Isberner et al. 1998) genannt, in dem Persönlichkeitsstörungen zu den »historischen« (also unveränderlichen) Risikofaktoren gehören, die selbst bei »nicht allzu schwerwiegender« Ausprägung – wie z. B. bei Persönlichkeitsakzentuierungen – mit einem Punkt kodiert werden (bei »schwerwiegender« Persönlichkeitsstörung mit zwei Punkten). Macht man sich klar, dass Persönlichkeitsstörungen fast immer mit überdauernden, erheblichen Beziehungsschwierigkeiten einhergehen (Risikofaktor »Instabile Beziehungen«), die sich oft auch oder gerade in »Problemen im Arbeitsbereich« (ein weiterer Risikofaktor, wie die weiteren in Anführungszeichen) manifestieren, und Persönlichkeitsstörungen per definitionem meist in der Kindheit oder in der Adoleszenz in Erscheinung treten (»Frühe Fehlanpassung«), zudem »Substanzmissbrauch« eine der häufigsten Komorbiditäten ist und insbes. Cluster-B- Persönlichkeitsstörungen mit »Psychopathy« korrelieren, so liegt es nahe, dass Probanden mit Persönlichkeitsstörungen im Bereich der anamnestischen Risikofaktoren oft ohne Weiteres bereits auf einen zweistelligen Wert kommen. Zudem lassen sich bei untherapierten Probanden mit Persönlichkeitsstörungen im Bereich der klinischen Items regelmäßig ein »Mangel an Einsicht« und ein »Fehlender Behandlungserfolg« und insbes. bei dissozialen Persönlichkeitsstörungen »Negative Einstellungen« und bei emotional-instabilen Persönlichkeitsstörungen »Impulsivität« konstatieren. Auch im ähnlich konzipierten SVR-20 (dt. Version, Müller-Isberner et al. 2000), das speziell auf Täter mit Sexualdelikten abzielt, werden Persönlichkeitsstörungen per se als Risikofaktor gewichtet. Im VRAG (dt. Übersetzung von Rossegger et al. 2009) und SORAG (dt. Übersetzung von Rossegger et al. 2010) fällt »irgendeine PS« sogar mit drei Punkten ins Gewicht, womit für sich genommen, selbst wenn in allen anderen Items in der Summe null Punkte erzielt werden, bereits die Risikokategorie 5 erreicht ist, die in zehn Jahren eine Rückfallwahrscheinlichkeit von annähernd 50 % prädiziert (d. h. 50 von 100 Tätern mit vergleichbarer Merk-

2.3 Die forensische Beurteilung von Persönlichkeitsstörungen

malsausprägung werden rückfällig). Insofern sind relativ hohe Werte in diesen Instrumenten bei ausgeprägten Persönlichkeitsstörungen im Grunde vorprogrammiert.

In der rechtlich geforderten individualprognostischen Beurteilung sollten Persönlichkeitsstörungen nicht per se einen (Hoch-)Risikofaktor darstellen. Entscheidend ist hier weniger die Frage, ob es sich um eine leichte, mittelgradige oder schwere Persönlichkeitsstörung (oder auch »nur« eine Persönlichkeitsakzentuierung) handelt, sondern vielmehr, ob diese deliktrelevant war und voraussichtlich auch in Zukunft sein wird. Sofern dazu bereits in einem Schuldfähigkeitsgutachten Feststellungen getroffen wurden, sind die o. g. Limitierungen zu beachten. Zum einen erhebt sich die Frage einer validen Diagnostik (▶ Kap. 2.2; ein wichtiger Hinweis auf eine geringe Validität ist z. B. der Verzicht auf jegliche psychodiagnostische Verfahren). Wenn dort »nur« eine Persönlichkeitsakzentuierung festgestellt wurde, bedeutet das mitnichten, dass keine Persönlichkeitsstörung vorliegt, sondern zunächst einmal nur, dass der Sachverständige die problematischen Aspekte der Persönlichkeitsstruktur des Probanden nicht als schwerwiegend eingeschätzt hat. Zum anderen muss immer bedacht werden, dass ein Beschuldigter im Rahmen eines Strafverfahrens auch eigene Interessen verfolgt – z. B. eine höhere Strafe vermeiden zu wollen – und sich daher genau überlegen wird, inwieweit er von Problemen berichtet; wenn er z. B. Probleme aus der Vorgeschichte, in Beziehungen und im Arbeitsbereich, minimiert, wird sich dies, wenn noch keine umfassenden Akten, Behandlungsberichte o. a. vorliegen, schwer validieren lassen. Insbesondere bei guter Anpassungsfähigkeit und ausgeprägten manipulativen Fähigkeiten eines Probanden (wie es bei Tätern mit narzisstischer und dissozialer Persönlichkeitsstörung oft der Fall ist) besteht dann die Gefahr, das eigentlich »Gestörte« zu übersehen.

Auch im Laufe eines mehrjährigen Gefängnisaufenthaltes bleibt eine Persönlichkeitsstörung so oft unentdeckt, weil die den Verlauf im Wesentlichen dokumentierenden Vollzugsbediensteten v. a. auf das »allgemeine Vollzugsverhalten« (Arbeit, Freizeit, Ordnung, soziale Kontakte usw.) und »besondere Vorkommnisse« (Regelverstöße, Suchtmittelkonsum, körperliche Auseinandersetzungen u. a.) achten, aber nicht auf die Besonderheiten und dysfunktionalen Muster der Beziehungsgestaltung (was insoweit nicht vorzuwerfen ist, dass Mitarbeiter des Vollzugsdienstes dazu in der Regel nicht ausgebildet werden). Umgekehrt verhält es sich bei Patienten im Maßregelvollzug, wo eher »zu viel« als zu wenig Problemverhalten erfasst bzw. im Sinne von Persönlichkeitsstörungen interpretiert wird. Hier lässt sich oft feststellen, dass PS, von denen vorher noch keine Rede war, erst im Laufe der Unterbringung und v. a. aufgrund des (Fehl-) Verhaltens auf Station diagnostiziert werden, etwa indem ein wiederkehrendes Beklagen strenger Stationsregeln, ein Beharren auf eigenen Rechten sowie verbale Grenzverletzungen gegenüber Mitpatienten und -arbeitern als dissoziale (narzisstische, impulsive o. a.) Störungen des Renitenten interpretiert werden.

Vor diesen Hintergründen erscheint es unabdingbar, dass der Prognosegutachter selbst (ggf. erneut) eine umfassende Persönlichkeits(störungs)diagnostik durchführt. Maßgeblich ist dabei die Frage der Deliktrelevanz, und diese ist im Unterschied zur Schuldfähigkeitsbegutachtung weniger an der Diagnose per se festzumachen. Urbaniok (2016) hat sich im Hinblick auf die Risikobeurteilung weitgehend von der klassifikatorischen Diagnostik gelöst und postuliert stattdessen sog. prognostische Syndrome. So spielen in dem von ihm entwickelten computergestützten Verfahren FOTRES (Forensisches Operationalisiertes Therapie-Risiko-Evaluations-System) auch nur solche Persönlichkeitsstörungen eine Rolle, von denen er annimmt, dass sie einen signifikanten Beitrag zur Erklärung der Delinquenz leisten. Man muss dieser progressiven (nicht unumstrittenen) Sichtweise nicht folgen, kann und sollte aber trotzdem die Frage in den Mittelpunkt der Begutachtung stellen, inwieweit eine Persönlichkeitsstörung (insbes. eine »nicht krankheitswertige«) oder auch nur akzentuierte Persönlichkeitsstruktur einen wesentlichen Bestandteil des (hypothetischen) Deliktmechanismus zur Erklärung der Anlasstat ausmacht, ob – wenn dies der Fall war – diese Problematik gemäß Indikation adäquat und hinreichend intensiv behandelt wurde, ob diese Behandlung eine signifikante, messbare Veränderung (i. S. einer geringeren Verhaltensrelevanz der PS) mit sich gebracht hat und ob sich daraus ableiten lässt, dass das Risiko einer erneuten (einschlägigen oder anderen) Straftat aufgrund dieser Verbesserung jetzt geringer ist, als es tatzeitnah der Fall war.

Dabei ist stets zu bedenken, dass Persönlichkeitsstörungen sich auch langfristig weder mit Psychotherapie noch mit Medikamenten »aus- oder wegtherapieren« lassen. Was erreicht werden kann – und oft muss, um zu einer besseren Prognose zu kommen – ist v. a. ein tiefergehendes eigenes Verständnis (des Betroffenen, nicht des Therapeuten) der Störung und daraus resultierender zwischenmenschlicher Probleme. Wenn ein Proband zudem lernt, für ihn typische – oft interpersonelle – Risikosituationen (wozu bei Persönlichkeitsstörungen neben äußeren Bedingungen v. a. emotionale, motivationale, volitionale Zustände gehören) konstant zu vermeiden bzw. er über nachweislich effektive, stabile Bewältigungsmechanismen für schwierige Situationen (Gedanken, Gefühle, Impulse) verfügt und bestenfalls auch noch sozial adäquate Ressourcen zur Befriedigung seiner materiellen und psychischen Bedürfnisse entwickelt hat, dann kann trotz einer fortbestehenden Persönlichkeitsstörung u. U. eine günstige Prognose gestellt werden.

2.4 Herausforderungen in der forensischen Behandlung von Persönlichkeitsstörungen

In den meisten Fällen von Gewalt- und Sexualdelinquenz, bei Brandstiftungen und oft auch bei gewerbsmäßiger Drogen- und schwerer, serieller Eigentumsdelinquenz ist der entscheidende Faktor zur Erklärung der Straffälligkeit die Persönlichkeit des Täters. Wie dargelegt wurde, muss es sich nicht zwingend um eine Persönlichkeitsstörung handeln – auch Persönlichkeitsakzentuierungen oder auch nur ein besonders markanter Persönlichkeitsstil können maßgeblich deliktrelevant sein. Das ist fast immer der Fall, wenn die Tat nicht besser durch situative Faktoren, besondere deliktbegünstigende Umstände, vorübergehende Krankheiten, passagere Krisensituationen, unvorhersehbare Schicksalsschläge o. ä. erklärt werden kann (und selbst wenn solche Umstände vorliegen, gibt es meistens noch einen stärkeren Persönlichkeitsanteil, mit dem die Entscheidungen zur Tatbegehung legitimiert werden).

Bei einer deliktrelevanten Persönlichkeitsstörung besteht per se eine Therapieindikation. Gemäß dem Resozialisierungsauftrag müsste die Behandlung der Persönlichkeitsstörung streng genommen sogar im Mittelpunkt einer jeden über ein halbes Jahr dauernden Freiheitsstrafe stehen (darunter reicht die Zeit kaum für probatorische, der Klärung dienende und ggf. eine längere und intensivere Behandlung vorbereitende Sitzungen aus); denn wenn sie unbehandelt bleibt, ist so gut wie sicher, dass der Betroffene nach der Entlassung wieder die gleichen Probleme haben wird wie zuvor und damit erneut in Risikosituationen kommen wird (die er selbst konstelliert, auch wenn er das anders empfindet), welche rasch wieder mit deliktbegünstigenden Erlebens- und Verhaltensweisen einhergehen und insbes. bei ubiquitären Zugangsmöglichkeiten zu Risiken (bei Gewalttätern z. B. Alkohol, Drogen, Waffen, kriminogene Milieus; bei Sexualstraftätern z. B. Internet, Prostitution, Schulen und Schwimmbäder) eine hohe Anforderung für sein Steuerungspotenzial darstellen.

Gefängnisse, insbes. der geschlossene Regelvollzug, stellen – mit Ausnahme spezieller Behandlungsabteilungen – kein Setting dar, in dem sich Persönlichkeitsstörungen auch nur im Ansatz adäquat behandeln lassen. Bemessen am Anteil Strafgefangener mit psychischen Störungen und akuten Krisen sind die Stellenschlüssel für Vollzugspsychologen fast überall in Deutschland nach wie vor zu niedrig für therapeutische Interventionen, die diesen Namen verdienen. Abgesehen davon, dass die Stellen oft bereits durch formale und organisatorische Tätigkeiten und Kriseninterventionen ausgefüllt sind, mangelt es vielerorts an Kapazitäten und oft auch an Kompetenzen für eine gründliche, im Hinblick auf die Anlasstat individualisierte Eingangsdiagnostik. Die wäre vielleicht auch nicht in jedem Fall erforderlich, wenn die zuständigen Mitarbeiter, jedenfalls des medizinischen, psychologischen und Sozialdienstes, bereits vorliegende Gutachten lesen, verstehen und im Umgang mit dem Gefangenen beachten würden. Besonders schwerwiegende Fälle kommen selten als »unbeschriebene Blätter« in den Vollzug, sondern meist liegen dazu frühere diagnostische und prognostische Einschätzungen vor. Würde auf dieser Grundlage von Beginn an ein Interventionsplan erstellt (was nicht dasselbe ist wie ein Vollzugsplan), der die beschriebene oder selbst diagnostizierte Persönlichkeitsproblematik in den Mittelpunkt stellt – was auch möglich ist, wenn ein Betroffener sich Gesprächen mit Psychologen und Ärzten verweigert – und würden alle zuständigen Mitarbeiter darüber in Kenntnis gesetzt und im weiteren Haftverlauf regelmäßig einbezogen, könnte selbst

2.4 Herausforderungen in der forensischen Behandlung

eine relativ kurze Freiheitsstrafe genutzt werden, die Weichen für ein effizientes Risikomanagement mit dem Ziel einer Reduktion der Gefahr neuer schwerer Straftaten zu stellen. Dabei müssten die externen Kontrollbedingungen umso stärker gewichtet werden, je weniger der Betroffene von sich aus am Ziel einer Vermeidung von Rückfällen mitarbeitet (dahingehend stellen die seit Ende der 1990er Jahre aufgebauten forensischen Ambulanzen für die Nachsorge von Straftätern einen echten Fortschritt dar). Es reicht aber auch hier nicht zu konstatieren, dass der Proband eine Persönlichkeitsstörung »hat« oder »nicht hat« – die Frage, ob eine Persönlichkeitsstörung oder »nur« eine Persönlichkeitsakzentuierung vorliegt, ist unter dem Aspekt der Deliktrelevanz zweitrangig –, sondern man muss schon deren konkrete Auswirkungen auf das Erleben und Verhalten, v. a. in Beziehungen (wie der Arbeitsbeziehung zum Therapeuten) genau beschreiben und deren motivationale Hintergründe klären. Dies umso mehr, als die Betroffenen ihre interpersonellen Schwierigkeiten selten als solche erkennen.

Eine die Behandlung von Straftätern zusätzlich stark erschwerende Besonderheit ist die sog. Ich-Syntonie von Persönlichkeitsstörungen, d. h. aus Sicht der Betroffenen, nicht man selbst hat das Problem, sondern die anderen; umso energischer diese versuchen, der Person mit Persönlichkeitsstörungen vor Augen zu führen, dass das Problem von ihr ausgeht, desto stärker wird die Abwehr mobilisiert, desto mehr Widerstände werden an den Tag gelegt; desto stärker fällt die Überzeugung der Person mit Persönlichkeitsstörungen aus, der fordernde (kritisierende, maßregelnde, wütende, sich zurückziehende oder Unterstützung anbietende) Andere sei bzw. habe das Problem. Es macht daher überhaupt keinen Sinn, einer Person mit Persönlichkeitsstörungen vorzuhalten, welche Probleme sie hat. Denn es mangelt ihr grundlegend an Einsicht in die eigene Störung, und je energischer die Konfrontation ausfällt, desto stärker werden die selbstwertschützenden Schemata aktiviert, die der betroffenen Person erlauben, »mit sich im Reinen« zu bleiben. Die Vermittlung eines Störungsmodells fällt daher, wenn dies nicht im Rahmen einer intensiven Therapie geschieht, selten auf fruchtbaren Boden. Es ist demnach oft schon ein beachtlicher Fortschritt, wenn der Betroffene seine Störung überhaupt als solche benennen kann.

2 Die forensisch-psychologische Perspektive

Was die Therapie von Personen mit Persönlichkeitsstörungen in forensischen Settings zusätzlich erschwert, ist eine gut gelingende Anpassungsfähigkeit sowie eine veränderte Symptomatik unter geschlossenen, den Alltag stark regulierenden und unterstützenden Bedingungen. Wird dies nicht hinterfragt, kann ein Gefängnisaufenthalt eine Persönlichkeitsstörung sogar verstärken. Gerade Straftäter mit dissozialer Persönlichkeitsstörung scheinen davon profitieren zu können, dass sie sich an strenge Regeln halten müssen. Sie verstehen das hierarchische Prinzip der Starken und Schwachen – das oft das Einzige ist, das überhaupt konsequent erlernt wurde – und finden sich darin zurecht, zumal wenn sie einen Nimbus haben, der sie in der Hierarchie der Gefangenen im oberen Bereich verortet. Sie können dann auch gut arbeiten, sich um die Sauberkeit ihrer Zellen kümmern, an Maßnahmen mitwirken und sogar mäßigend auf Mitgefangene einwirken. Mitunter ist monatelang, manchmal sogar jahrelang, kaum mehr etwas wahrzunehmen von einer »sehr geringen Frustrationstoleranz oder einer niedrigen Schwelle für Gewalt« und einem »andauernden Verstoß gegen Regeln«. Auch ein »herzloses Unbeteiligtsein an Gefühlen für andere« ist kaum mehr zu belegen, wenn der Betroffene von guten Beziehungen zu seiner Herkunftsfamilie und zu seinem (ehemaligen und künftigen) Arbeitgeber berichtet und dies in den GPA-Bestätigung findet. Positives Feedback und günstige Stellungnahmen verstärken das oberflächlich angepasste Verhalten. Der Betroffene hat damit keinen Anlass, an sich zu zweifeln oder etwas zu verändern. Gleichwohl bleibt die unbehandelte problematische Struktur hinter einer nur unter gesicherten Bedingungen gelingenden Anpassung bestehen – was sich oft schnell und stark zeigt, wenn die Organisation des Alltags wieder in die eigene Verantwortung übergeht, z. B. es bei einer (aufgrund des vermeintlich günstigen Vollzugsverhaltens erreichten) vorzeitigen Entlassung. Oft lässt sich dann bereits nach wenigen Wochen erkennen, dass die vorgebrachten Pläne (»arbeiten, heiraten, Haus kaufen, Kinder kriegen, um die Eltern kümmern, keine Drogen mehr nehmen, von den Leuten und Szenen von früher fernhalten« usw.) nicht umgesetzt werden können, weil ohne eine grundlegende Veränderung der verhaltensrelevanten Schemata weiterhin die Fähigkeiten fehlen, diese ohne fremde Hilfe umzusetzen.

2.4 Herausforderungen in der forensischen Behandlung

Man muss sich daher immer wieder klar machen, dass eine scheinbar – oder auch tatsächlich – gute Anpassung an die Haftbedingungen noch lange keine strukturelle Veränderung darstellt. Oft ist das Gegenteil der Fall. Der Betroffene kann unter Wegfall von Entscheidungsmöglichkeiten bzw. des Drucks, Entscheidungen zu treffen, und bei einer Versorgung, die im Leben draußen häufig nie so umfassend war wie im Gefängnis, viele Schwierigkeiten vermeiden, die mit Freiheitsgraden verbunden sind, und kann hier mit geringem Aufwand als »einer unter vielen Gleichen« (wenn viele mit Persönlichkeitsstörungen zusammenkommen, ist das die »Normalität«) ohne größere Schwierigkeiten mitlaufen, zumal es für günstige vollzugliche Bewertungen oft schon ausreicht, nichts Schlimmeres anzustellen: Dann ist man ein Gefangener, der keine Probleme macht, über den sich »nichts Schlechtes sagen lässt«, der »keinen Grund für Beanstandungen« gibt. Es ist aus diagnostischer-prognostischer Sicht indes eine gefährliche Illusion, den »weitgehend unauffälligen Haftverlauf« als Parameter einer günstigen postdeliktischen Entwicklung und eines tragbaren sozialen Empfangsraums anzuführen, zumal sich diese vermeintliche Unauffälligkeit beim genaueren Hinsehen oft als sehr fragil erweist.

Angesichts der bei forensischen Klienten oft vorliegenden Schwere und Permanenz von Persönlichkeitsstörungen wird man in den meisten Fällen, um erneute Risikoentwicklungen frühzeitig zu erkennen – was sich bei Persönlichkeitsstörungen meistens in raschen und starken Beziehungsschwierigkeiten im Alltag manifestiert –, eine möglichst lange dauernde deliktpräventive Psychotherapie empfehlen, die am besten von einem in der Behandlung von Persönlichkeitsstörungen sowie der Prävention von Delinquenz sehr erfahrenen Therapeuten durchgeführt werden sollte. Für die professionelle Beziehungsgestaltung im Rahmen der forensischen Therapie können dabei die klärungsorientierten Behandlungsansätze von Sachse und Kollegen (2010) wertvolle Hinweise liefern, die v. a. die bei Persönlichkeitsstörungen sehr stark ausgeprägten Beziehungsstörungen adressieren und zugleich auf die Entwicklung und Aktivierung von Ressourcen abzielen, über die Personen mit Persönlichkeitsstörungen häufig auch verfügen, ohne diese bisher sozial adäquat genutzt zu haben.

Literatur

Alpers GW, Eisenbarth H (2008) PPI-R. Psychopathic Personality Inventory-Revised. Deutsche Version. Göttingen: Hogrefe.
Andresen B (2006) IKP. Inventar Klinischer Persönlichkeitsakzentuierungen. Dimensionale Diagnostik nach DSM-IV und ICD-10. Göttingen: Hogrefe.
Asendorpf, J. B. & Neyer, F. J. (2012): Psychologie der Persönlichkeit. Berlin: Springer.
Beesdo-Baum K, Zaudig M, Wittchen H-U (Hrsg.) (2019) SCID-5-PD. Strukturiertes Klinisches Interview für DSM-5® – Persönlichkeitsstörungen. Deutsche Bearbeitung des Structured Clinical Interview for DSM-5® – Personality Disorders von Michael B. First, Janet B. W. Williams, Lorna Smith Benjamin, Robert L. Spitzer, 1. Auflage. Göttingen: Hogrefe.
Boetticher A, Nedopil N, Bosinski H et al. (2005) Mindestanforderungen für Schuldfähigkeitsgutachten. NStZ 25: 57–62.
Borkenau P, Ostendorf F (1993) NEO-Fünf-Faktoren Inventar (NEO-FFI) nach Costa und McCrae. Göttingen: Hogrefe.
Bronisch T, Hiller W, Mombour W et al. (1995) IDCL-P. Internationale Diagnosen Checkliste für Persönlichkeitsstörungen. Göttingen: Hogrefe.
Cleckley H (1964) The mask of sanitiy. Saint Louis: The Mosby Company.
Cooke DJ, Hart D, Logan C (2007) Comprehensive Assessment of Psychopathic Personality. Glasgow University.
Cox CM (1926) Genetic Studies of Genius
Dahle K-P (2010) Psychologische Kriminalprognose. Wege zu einer integrativen Methodik für die Beurteilung der Rückfallwahrscheinlichkeit bei Strafgefangenen. Herbolzheim: Centaurus.
Deneke F-W, Hilgenstock B (1989) NI. Narzißmusinventar. Bern: Huber.
Dilling H, Mombour W, Schmidt MH (2015) ICD-10. Internationale Klassifikation psychischer Störungen. Göttingen: Hogrefe.
Dreßing H, Habermeyer E (2015) Psychiatrische Begutachtung: Ein praktisches Handbuch für Ärzte und Juristen. München: Urban & Fischer.
Dudeck M, Kopp D, Kuwert P et al. (2009) Die Prävalenz psychischer Erkrankungen bei Gefängnisinsassen mit Kurzzeitstrafe. Psychiatrische Praxis 36(5): 219–224.
Falkai P, Wittchen H-U (Hrsg.) (2015) Diagnostisches und statistisches Manual psychischer Störungen DSM-5. 1. Auflage. Göttingen: Hogrefe.
Fiedler P (2007) Persönlichkeitsstörungen. Weinheim: Beltz.
Grawe G (2004) Neuropsychotherapie. Stuttgart: Hogrefe.
Habermann N, Borchard B (2010) Diagnostik, Prognostik und milieutherapeutische Behandlung gefährlicher Straftäter im geschlossenen Strafvollzug in der Schweiz. In: Köhler D (Hrsg.) Neue Entwicklungen der forensischen Diagnostik in Psy-

chologie, Psychiatrie und Sozialer Arbeit (S. 95–114). Frankfurt: Verlag für Polizeiwissenschaft.

Habermann N, Borchard B (2011) Standardisierte therapiebezogene Diagnostik und Qualitätsmanagement in einer Forensisch-Psychiatrischen Abteilung in der Schweiz. Praxis der Rechtspsychologie 21 (1): 23–41.

Habermann N (2013) Etwas provokante Überlegungen zur Verbesserung der Qualität forensischer Gutachten und Therapien mit modernen (rechts-) psychologischen Mitteln. Forensische Psychiatrie und Psychotherapie 3: 281–296.

Hare R (2005) RCL-R. Psychopathy Checklist-Revised 2nd Edition. Göttingen: Hogrefe.

Hauser NC, Herpertz SC, Habermeyer E (2021) Das überarbeitete Konzept der Persönlichkeitsstörungen nach ICD-11: Neuerungen und mögliche Konsequenzen für die forensisch-psychiatrische Tätigkeit. Forensische Psychiatrie Psychologie Kriminologie 15: 30–38.

Horowitz D, Strauß B, Thomas A et al. (2016) IIP-D. Inventar zur Erfassung interpersonaler Probleme – Deutsche Version 3., überarbeitete Auflage. Göttingen: Hogrefe.

Kreis MK, Cooke DJ, Michie C et al. (2012) The Comprehensive Assessment of Psychopathic Personality (CAPP): content validation using prototypical analysis. Journal of Personality Disorders 26(3): 402–13.

Kreisman JJ, Straus H (2012) Ich hasse dich – verlass mich nicht: Die schwarzweiße Welt der Borderline-Persönlichkeit. München: Kosel.

Kröger C, Kosfelder J (2011) IES-27. Skala zur Erfassung der Impulsivität und emotionalen Dysregulation der Borderline-Persönlichkeitsstörung. Göttingen: Hogrefe.

Kuhl J, Kazen M (2009) PSSI. Persönlichkeits-Stil- und Störungs-Inventar. Göttingen: Hogrefe.

Maier W, Lichtermann D, Klingler T et al. (1992) Prevalences of personality disorders (DSM–III) in the community. Journal of personality disorders 6: 187–196.

Mokros A (2013) PCL-R/PCL:SV – Psychopathy Checklist-Revised / Psychopathy Checklist: Screening Version. In Rettenberger M, von Franqué F (Hrsg.) Handbuch kriminalprognostischer Verfahren (S. 83–107). Göttingen, Germany: Hogrefe.

Mokros A, Hollerbach P, Nitzschke J et al. (2017) PCL-R. Deutsche Version der Hare Psychopathy Checklist – Revised. Göttingen: Hogrefe.

Müller-Isberner R, Jöckel D, Gonzalez Cabeza S (1998) Die Vorhersage von Gewalttaten mit dem HCR-20. Haina: Institut für forensische Psychiatrie.

Müller-Isberner R, Gonzales Cabeza S, Eucker S (2000) Die Vorhersage sexueller Gewalttaten mit dem SVR-20. Institut für Forensische Psychiatrie Haina.

Patton JDA, Stanford M S, Barratt ES (1995) Factor structure of the barratt impulsive scale. Journal of Clinical Psychology 51: 768–774.

Paulus C (2009) Der Saarbrücker Persönlichkeitsfragebogen SPF(IRI) zur Messung von Empathie: Psychometrische Evaluation der deutschen Version des Interper-

sonal Reactivity Index. (http://hdl.handle.net/20.500.11780/3343, Zugriff am 18.12.2022).
Rasch W (1999) Forensische Psychiatrie. Stuttgart: Kohlhammer.
Rode I, Legnaro A (1994) Psychiatrische Sachverständige im Strafverfahren: Subjektive Aspekte der Begutachtung. München: Beck.
Rossegger A, Urbaniok F, Danielsson C et al. (2009) Der Violence Risk Appraisal Guide (VRAG). Autorisierte deutsche Übersetzung. Fortschritte der Neurologie-Psychiatrie 77(10): 577–584.
Rossegger A, Gerth J, Urbaniok F et al. (2010) Der Sex Offender Risk Appraisal Guide (SORAG). Autorisierte deutsche Übersetzung. Fortschritte der Neurologie-Psychiatrie 78(11): 658–667.
Sachse R, Sachse M, Fasbender J (2010) Klärungsorientierte Psychotherapie von Persönlichkeitsstörungen: Grundlagen und Konzepte. Göttingen: Hogrefe.
Sachse R, Sachse M, Fasbender M (2011) Klärungsorientierte Psychotherapie der narzisstischen Persönlichkeitsstörung. Göttingen: Hogrefe.
Sachse R (2018) Persönlichkeitsstörungen. Leitfaden für die Psychologische Psychotherapie. Göttingen: Hogrefe.
Sachse R (2019) Persönlichkeitsstile: Wie man sich selbst und anderen auf die Schliche kommt. Paderborn: Junfermann.
Sachse R, von Franque F (2019) Interaktionsspiele bei Psychopathie. Berlin: Springer.
Sachse R (2020) Das Persönlichkeits-Störungs-Rating-System. Göttingen: Hogrefe.
Saß H (1985) Ein psychopathologisches Referenzsystem zur Beurteilung der Schuldfähigkeit. Forensia 6: 33–43.
Schneider K (1992) Klinische Psychopathologie. 14. unveränderte Auflage mit einem Kommentar von Gerd Huber und Gisela Gross. Stuttgart: Thieme.
Seifert D, Leygraf N (1997) Die Entwicklung des psychiatrischen Maßregelvollzuges (§63 StGB) in Nordrhein-Westfalen. Psychiatrische Praxis 24: 237–244.
Seitz W, Rautenberg M (2010) PFI. Persönlichkeitsfragebogen für Inhaftierte. Göttingen: Hogrefe.
Stoll E, Heinzen H, Köhler D et al. (2011) Comprehensive Assessment of Psychopathic Personality (CAPP). Validity and Practicability of the German Version. Frankfurt: Verlag für Polizeiwissenschaft.
Urbaniok F (2016) FOTRES – Forensisches Operationalisiertes Therapie-Risiko-Evaluations-System: Diagnostik, Risikobeurteilung und Risikomanagement bei Straftätern. Berlin: WMV.

3 Die forensisch-psychiatrische Perspektive – Persönlichkeitsstörungen

Irina Franke und Manuela Dudeck

3.1 Wo beginnt die Krankheit?

3.1.1 Persönlichkeit

Das Bedürfnis, (andere) Menschen nach ihren individuellen Eigenschaften und Verhaltensweisen in bestimmte Gruppen einzuteilen, reicht bis in die Antike zurück. Die Viersäftelehre von Hippokrates ging beispielsweise davon aus, dass die Körpersäfte (Blut, gelbe und rote Galle, schwarze Galle und Schleim) gesundes Verhalten bzw. seelisches und körperliches Leiden bestimmen (Derschka 2013). In Anbetracht der langen Tradition und der Vielzahl von Persönlichkeitstheorien mit mehr oder weniger wissenschaftlicher Basis scheint es sich um ein Thema von anhaltendem wissenschaftlichem (und nicht wissenschaftlichem) Interesse zu handeln. Zentrale Fragestellungen beziehen sich dabei auf die Beschreibung unterschiedlicher Persönlichkeitseigenschaften, aber auch auf deren Messbarkeit und die Abgrenzung von gesunden und krankhaften Eigenschaften. Für die forensische Psychiatrie und Psychologie sind zudem diejenigen Merkmale interessant, die mit wiederholtem delinquentem Verhalten in Verbindung gebracht werden können. Beispiele für entsprechende Persönlichkeits- bzw. Delinquenztheorien sind Pinels »Manie sans délire« (1809), Prichards »Moral insanity« (1835), Esquirols »Monomanien« (1838), die Degenerationslehre (z. B. Lombroso 1872; Morel 1857) sowie das Psychopathiekonzept (Cleckley 1941; Hare 1980).

In der modernen Persönlichkeitspsychologie wird Persönlichkeit als Gesamtheit aller nichtpathologischen Persönlichkeitseigenschaften, nämlich individueller Besonderheiten in der körperlichen Erscheinung und in

Regelmäßigkeiten des Verhaltens und Erlebens, in denen sich jemand von Gleichaltrigen derselben Kultur unterscheidet, definiert (Neyer und Asendorpf 2018). Persönlichkeit wird als dimensionales Konstrukt verstanden, in dem funktional ausgeprägte Persönlichkeitsmerkmale, akzentuierte Züge und krankheitswertige Auffälligkeiten ineinander übergehen. Das Persönlichkeitsmodell mit der gegenwärtig höchsten klinischen Relevanz und der besten Evidenz ist das Fünf-Faktoren-Modell (»Big Five«) von Costa und McCrae (1992), das von fünf zentralen Persönlichkeitsfaktoren (Neurotizismus, Extraversion, Offenheit für Erfahrungen, Verträglichkeit und Gewissenhaftigkeit) ausgeht, deren unterschiedliche Ausprägung und Zusammenwirken ein individuelles Persönlichkeitsprofil ergeben. Die Stabilität von Persönlichkeitsmerkmalen nimmt mit dem Lebensalter zu und scheint etwa ab dem 30. (Terracciano et al. 2006) bzw. 50. Lebensjahr (Roberts und DelVecchio 2000) ein Plateau zu erreichen. Von anderen Autoren wird jedoch betont, dass Veränderungen der Persönlichkeit unabhängig von bestimmten Lebensphasen möglich sind und eine Funktion der Auseinandersetzung mit kontextuellen Variablen und adaptiven Verhaltensänderungen darstellen (Caspi und Roberts 2001). Persönlichkeit besteht somit einerseits aus individuellen, stabilen Kernmerkmalen, die es bis zu einem gewissen Grad ermöglichen, das Verhalten eines Menschen vorherzusagen, und andererseits aus flexiblen Anteilen, die die Anpassung an neue oder veränderte Situationen ermöglichen.

Für die forensische Psychiatrie ist die Erklär- und Vorhersagbarkeit menschlichen Verhaltens auf der Basis bestimmter Persönlichkeitseigenschaften nicht nur in Zusammenhang mit der Entstehung von Kriminalität (»Delikthypothese«) relevant; sie ist zudem eine Voraussetzung für die Erstellung von Legalprognosen und für die Definition von individuellen Problembereichen, die in einer Therapie adressiert werden sollen. Mit der Beschreibung unterschiedlicher Persönlichkeitsmerkmale ist jedoch noch keine Aussage darüber verbunden, ab welcher Ausprägung oder bei welcher Kombination von Eigenschaften eine behandlungsbedürftige, behandelbare und – gegebenenfalls auch gegen den Willen des Betroffenen – behandlungspflichtige psychische Krankheit vorliegt.

3.1.2 Persönlichkeitsstörungen

Eine der zentralen Aufgaben, aber auch Herausforderungen in der forensischen Psychiatrie ist die Übersetzung von sich wandelnden wissenschaftlichen Erkenntnissen und Theorien über psychiatrische Krankheitsbilder und die damit einhergehenden Einschränkungen psychischer Funktionen für den Rechtsanwender, so dass basierend darauf normative Entscheidungen getroffen werden können. Dabei haben einerseits generelle Entwicklungen in der Psychiatrie Auswirkungen auf die forensisch-psychiatrische Tätigkeit (z. B. die Diskussion um die Ausweitung des Krankheitsbegriffs im DSM-5), andererseits aber auch Veränderungen der gesetzlichen Grundlagen. Darüber hinaus können sich Strömungen innerhalb des eigenen Fachgebiets auf die Beurteilung auswirken – beispielsweise die Diskussion darüber, ob eine Diagnose Voraussetzung für eine gerichtlich angeordnete Behandlung sein muss, oder ob die Feststellung auffälliger Persönlichkeitseigenschaften hinreichend ist (de Tribolet-Hardy et al. 2015).

Auffällige Persönlichkeitseigenschaften können gemäß den aktuellen Diagnosehandbüchern (ICD-10, DSM-5) nur dann als Persönlichkeitsstörung diagnostiziert werden, wenn sie zu subjektivem Leiden oder deutlichen psychosozialen Beeinträchtigungen führen. Dabei zeichnen sich Menschen mit einer Persönlichkeitsstörung nicht durch grundsätzlich andere Eigenschaften aus, sondern durch unterschiedlich stark eingeschränkte Flexibilität und Anpassungsfähigkeit, die zu Defiziten bei der Bewältigung von Konflikten und Belastungen führen. Krankheit wird also im Spannungsfeld zwischen Subjektivität (Leiden), empirischen Daten (Persönlichkeitsdimensionen) und symptombedingten Funktionseinschränkungen (psychosoziale Beeinträchtigungen) definiert. Dass die psychiatrische Diagnostik im Vergleich zu anderen medizinischen Fachgebieten mit größeren methodischen Schwierigkeiten behaftet ist (Hoff 2005), zeigt sich im Bereich der Persönlichkeitsstörungen in besonderem Maß, weil eine störungsspezifische akute Psychopathologie in der Regel fehlt bzw. sich die Einschränkungen vor allem im Kontext längerer Interaktionen manifestieren. Wenn sich die Definition einer psychischen Krankheit vor allem auf die Bewertung von Verhaltensweisen und weniger auf psychopathologische Symptome stützt, geht damit das Risiko der Pathologisierung und Stigmatisierung von Normabweichungen einher. Damit ist es von gesellschaftspolitischen Rahmenbedingungen, den jeweiligen wissenschaftlichen Strömungen und dem damit verbundenen Menschenbild abhängig, ob und welche Persönlichkeitsfaktoren als pathologisch bewertet werden, welche Persönlichkeiten als therapiebedürftig angesehen werden und wann sogar die zwangsweise Anordnung einer Therapie in Betracht gezogen werden kann.

Auch die Befunde der neurobiologischen Forschung, die Persönlichkeitsstörungen als Ergebnis neuronaler Reifungsprozesse bzw. -störungen, veränderter Genexpression für bestimmte Neurotransmitter (Serotonin, Dopamin, Noradrenalin) bzw. struktureller Pathologie sieht, die letztlich zu einer Störung der Gehirnfunktion führen (Comings et al. 2000), konnten bisher noch keinen Beitrag zur Verbesserung diagnostischer oder therapeutischer Methoden leisten. Sie haben allerdings zu einer (Wieder-)Belebung der Diskussion über Determinismus und die Frage der Schuldfähigkeit geführt (siehe z. B. Boetticher 2009; Dreßing et al. 2007; Roth 2006), insbesondere bei der Borderline-Persönlichkeitsstörung.

Die diagnostische und prognostische Beurteilung von Persönlichkeitsstörungen bzw. deliktrelevanten Persönlichkeitseigenschaften ist mit besonderen methodischen Herausforderungen verbunden. Das liegt einerseits an konzeptuellen Problemen der diagnostischen Kategorie, z. B. bei der Abgrenzung der Subtypen von Persönlichkeitsstörungen oder in Bezug auf die Unterscheidung von Symptomen einer Persönlichkeitsstörung von denen anderer psychischer Erkrankungen (Livesley 2001). Nicht selten irrt sich der Psychiater über verschiedene Behandlungsdiagnosen und kommt zum Teil erst nach mehreren Jahren erfolgloser Behandlung zur richtigen Diagnose. Es wurde beispielsweise ein Subtyp von schizophrenen Erkrankungen beschrieben (Lau und Kröber 2017), der aufgrund früher Störungen des Sozialverhaltens zunächst als (beginnende) Persönlichkeitsstörung imponieren kann, was unter anderem dazu führt, dass die geeignete Behandlung unterbleibt oder zu spät beginnt. Eine weitere Herausforderung ist die hohe Anzahl von Komorbiditäten bei Persönlichkeitsstörungen, insbesondere wenn akute Störungen eine Beurteilung der Persönlichkeit erschweren. Die grundsätzlichen diagnostischen Schwierigkeiten der Psychiatrie zeigen sich immer wieder auch in prominenten Fällen. So wurden bei Anders Breivik, der 2011 in Norwegen 77

Menschen tötete, von verschiedenen Gutachtern sehr unterschiedliche Diagnosen gestellt: von paranoider Schizophrenie über Persönlichkeitsstörung bis hin zur Vermutung eines Asperger-Syndroms – mit diametral entgegengesetzten Auswirkungen auf die Schuldfähigkeit.

3.1.3 Stabilität von Persönlichkeitsstörungsdiagnosen

Eines der zentralen Diagnosekriterien für Persönlichkeitsstörungen sowohl im ICD-10 wie auch im DSM-5 ist die zeitliche Stabilität und die tiefe Verwurzelung der abweichenden Erlebens- und Verhaltensmuster mit Beginn in der Jugend oder im jungen Erwachsenenalter. Persönlichkeitsstörungen sind nach dieser Auffassung Krankheitsbilder, von denen man annahm, dass sie mehr oder weniger chronisch verlaufen. Für den forensisch-psychiatrischen Gutachter bedeutet das, dass er in manchen Fällen noch keine Persönlichkeitsstörung diagnostizieren kann, weil der Proband zu jung und die Persönlichkeitsentwicklung noch nicht abgeschlossen ist, und er in anderen Fällen Schwierigkeiten hatte, die abweichenden Verhaltensmuster im Längsschnittverlauf über mehrere Jahre und Jahrzehnte darzustellen, vor allem wenn es abgesehen von den Angaben des Probanden und den Angaben aus den Ermittlungsakten keine weiteren Informationsquellen gibt oder die vorliegenden Informationen Diskrepanzen aufweisen.

Die Datenlage zur Stabilität von Persönlichkeitsstörungsdiagnosen ist in den letzten Jahrzehnten erheblich gewachsen und zeigt, dass die Diagnosen zeitlich nicht stabil sind. Im natürlichen Verlauf kommt es zu einer durchschnittlichen jährlichen Remission von 3,7 % der Persönlichkeitsstörungen (Perry 1993). Dieser Befund ist allerdings nicht gleichzusetzen damit, dass die betroffenen Personen gesund wären, sie erfüllen nur nicht mehr die erforderliche Anzahl diagnostischer Kriterien – was durchaus zu Schwierigkeiten bei der Finanzierung therapeutischer Leistungen führen kann. Eine weitere Längsschnittuntersuchung des naturalistischen Verlaufs von Persönlichkeitsstörungen ergab für die Borderline-Störung nach zwölf Monaten eine Remissionsrate von ca. 50 % und nach vier Jahren von 62 %, für die zwanghafte und schizotype Persönlichkeitsstörung betrug die Remissionsrate nach vier Jahren 70 % (Skodol et al. 2005). Eine Verlaufsuntersuchung von Patienten mit Borderline-Persönlichkeitsstörung über einen Zeitraum von zehn Jahren (Alter zu Studienbeginn 18–35 Jahre) zeigte, dass bei 93 % der Probanden nach zehn Jahren eine Remission der Symptome über einen Zeitraum von mindestens zwei Jahren festzustellen war und bei 86 % über vier Jahre (Zanarini et al. 2010b), bei der Hälfte war die Störung im Verlauf der vergangenen zwei Jahre nicht mehr zu beobachten gewesen. Zudem bestanden eine gute soziale und gute berufliche Funktionsfähigkeit (Zanarini et al. 2010a; Zanarini et al. 2010b). Dabei scheinen vor allem die akuten, stressassoziierten Symptome wie Selbstverletzungen oder Vermeidungsverhalten, die mittels Lernprozessen modifiziert werden können, relativ schneller zu remittieren, wohingegen andere Symptome wie Impulsivität eher überdauernd sind (Skodol et al. 2005). Für prognostische Beurteilungen in der forensischen Psychiatrie ist es deshalb wesentlich, die individuelle Symptomatik über den Längsschnittverlauf abzubilden, um zu erkennen, ob sich eine Reduktion der deliktrelevanten Symptome abzeichnet. Darüber hinaus sind die psychosozialen Funktionseinschränkungen der Patienten im Gegensatz zu der limitierten Stabilität der einzelnen Diagnosekriterien ebenfalls zeitlich stabil und bestimmen die Lebensqualität und die Rehabilitationsfähigkeit maßgeblich. Der Rückgang der akuten Symptome kann bei den kategorialen Diagnosesystemen dazu führen, dass nicht mehr ausreichend viele Symptome vorliegen, um die diagnostische Schwelle zu überschreiten.

3.2 Diagnostik von Persönlichkeitsstörungen

3.2.1 Kategoriale Klassifikation

Persönlichkeitsstörungen werden in den beiden aktuell gültigen Versionen der internationalen Diagnosehandbücher der Weltgesundheitsorganisation (WHO 1993) und der Amerikanischen Psychiatrischen Gesellschaft DSM-5 (APA 2013; Falkai und Wittchen 2018) als Störungsentitäten gesehen, die anhand von Merkmalslisten (Beschreibung von Verhalten, Emotionalität, Selbstbild oder Kognition) und der Definition einer diagnostischen Schwelle (d. h. Diagnosestellung bei Erfüllung einer Mindestanzahl von Kriterien) diagnostiziert werden können. Für eine korrekte Diagnosestellung muss zunächst überprüft werden, ob die allgemeinen Voraussetzungen für eine Persönlichkeitsstörung vorliegen (Beispiel: DSM-5).

Allgemeine Voraussetzungen für die Diagnose einer Persönlichkeitsstörung (nach DSM-5, APA 2013; Falkai und Wittchen 2018)

Überdauerndes Muster in innerem Erleben und Verhalten, das von den Erwartungen der soziokulturellen Umgebung abweicht und in mindestens zwei der folgenden Bereiche auftritt:

- Kognition
- Affektivität
- Gestaltung zwischenmenschlicher Beziehungen
- Impulskontrolle

und:

- in klinisch bedeutsamer Weise zu Leiden oder Beeinträchtigungen in sozialen, beruflichen oder anderen wichtigen Funktionsbereichen führt
- stabil und lang andauernd ist, mit Beginn in der Adoleszenz oder im frühen Erwachsenenalter
- nicht besser als Manifestation oder Folge einer anderen psychischen Störung zu erklären ist
- nicht Folge der physiologischen Wirkung einer Substanz oder eines medizinischen Krankheitsfaktors ist
- unflexibel in einem weiten Bereich persönlicher und sozialer Situationen ist

Wenn die allgemeinen Voraussetzungen erfüllt sind, erfolgt in einem zweiten Schritt die Zuordnung der Persönlichkeitsstörung zu einem spezifischen Subtyp (Beispiel für Subtypen nach DSM-5 siehe nachfolgender Kasten). Die mangelnde Berücksichtigung der allgemeinen Voraussetzungen für die Diagnose einer Persönlichkeitsstörung wurde als eine häufige Fehlerquelle bei forensisch-psychiatrischen Begutachtungen beschrieben (Habermeyer 2004). In der Praxis wird zudem sehr oft auf die Diagnose »kombinierte Persönlichkeitsstörungen« zurückgegriffen, um die besondere Schwere zu unterstreichen. Dabei wird meist übersehen, dass die Diagnose einer kombinierten Persönlichkeitsstörung laut ICD-10 (F61) den Fällen vorbehalten ist, bei denen kein eindeutiges Symptombild vorherrscht bzw. Merkmale aus verschiedenen Subtypen zu beobachten sind. Darüber hinaus ist anzumerken, dass die in der Praxis beliebte Kombination aus dissozialer und emotional-instabiler Persönlichkeitsstörung gemäß ICD-10 nicht zulässig ist (Ausschlussvorbehalt). Außerdem kann der Einfluss der Sozialisation, der kulturellen Prägung und der Auswirkungen von Wechseln des soziokulturellen Bezugsrahmens, zum Beispiel im Rahmen von Migration, mit erheblichen Schwierigkeiten bei der Beurteilung verbunden sein.

Kategoriale Klassifikation von Persönlichkeitsstörungen (PS), Subtypen nach DSM-5

Hauptgruppe A – *sonderbar, exzentrisch*

- Paranoide PS
- Schizoide PS
- Schizotype PS

Hauptgruppe B – *dramatisch, emotional, launisch*

- Narzisstische PS
- Histrionische PS
- Antisoziale PS
- Borderline PS

Hauptgruppe C – *ängstlich*

- Selbstunsichere PS
- Dependente PS
- Zwanghafte PS

Für die Durchführung der Diagnostik kommen semi-strukturierte Interviews zum Einsatz, anhand derer das Vorliegen der einzelnen Kriterien überprüft wird, z. B. SCID-5-PD (Beesdo-Baum et al. 2019). Diese Fragebögen sind primär für therapeutische Zwecke konstruiert und basieren zu einem wesentlichen Teil auf Selbstbeurteilungen der zu untersuchenden Person. Dadurch können sich bei der Anwendung im forensisch-psychiatrischen Kontext Einschränkungen ergeben, insbesondere, wenn weitere Informationsquellen fehlen. In der klinischen Praxis – und offenbar auch im wissenschaftlichen Kontext (Tyrer et al. 2003) – werden Persönlichkeitsstörungen meist nicht auf der Basis einer strukturierten Diagnostik, sondern nach klinischem Eindruck gestellt. Die dabei schwerer zu kontrollierende subjektive Komponente wird häufig noch dadurch akzentuiert, dass die Beurteilung der Persönlichkeit nicht im Rahmen der Eingangsdiagnostik zu Therapiebeginn erfolgt, sondern erst, wenn sich Komplikationen im Therapieverlauf ergeben.

Der oben beschriebene kategoriale Ansatz bei der Diagnostik von Persönlichkeitsstörungen wurde seit seiner Einführung aus verschiedenen Gründen kritisiert (z. B. Anderson et al. 2014; Crawford et al. 2011; Dolan et al. 1995; Livesley 1998; Verheul und Widiger 2004):

- die exzessive diagnostische Koinzidenz, d. h. das Auftreten von mehreren gleichzeitig vorliegenden/erfüllten Subtypen von Persönlichkeitsstörungen, die klinisch-therapeutisch kaum berücksichtigt werden können,
- die klinische Heterogenität der Kategorien, d. h., zwei Personen können die gleiche Diagnose haben, obwohl sie vollkommen unterschiedliche Merkmalskombinationen aufweisen, woraus sich auch die Frage ableiten lässt, ob alle Personen mit der gleichen Diagnose von den gleichen therapeutischen Interventionen profitieren,

- die relativ willkürlich festgelegten diagnostischen Cut-off-Werte, d. h. der Anzahl von Kriterien, die erfüllt sein müssen, um die diagnostische Schwelle zu überschreiten,
- die unvollständige Abdeckung des gesamten Bereichs klinischer Erscheinungsbilder und die mangelnde therapeutische Relevanz, abgeleitet aus der Beobachtung, dass die »nicht näher bezeichnete Persönlichkeitsstörung« die klinisch am häufigsten diagnostizierte Kategorie ist,
- die fehlende Evidenz für die in den Systemen definierten unterschiedlichen Subtypen von Persönlichkeitsstörungen bzw. die vorliegende Evidenz für dimensionale Modelle von Persönlichkeitsstörungen und dafür, dass der Schweregrad der stärkste Prädiktor für die Beeinträchtigungen und die Prognose ist sowie
- die Beobachtung, dass Personen weiterhin schwere psychosoziale Beeinträchtigungen aufweisen können, auch wenn sie die diagnostischen Kriterien nicht mehr erfüllen.

3.2.2 Dimensionale Klassifikation

Vor dem Hintergrund der Kritikpunkte an der kategorialen Klassifikation wurden in die Überarbeitungen von DSM und ICD dimensional konzipierte alternative Repräsentationsformen für die diagnostischen Kriterien von Persönlichkeitsstörungen einbezogen. Im Gegensatz zu den kategorialen Konzepten versuchen dimensionale Konzepte vor allem diejenigen Merkmale zu beschreiben bzw. einzuschätzen, die zwischen gesunden Personen und solchen mit ausgeprägten Funktionseinschränkungen differenzieren können. Bei der Weiterentwicklung des DSM-IV zu der Nachfolgeversion DSM-5 wurde ein dimensionales Modell vorgeschlagen, das zum einen die Einschätzung des Funktionsniveaus (Kriterium A) und die Beschreibung von fünf Persönlichkeitsdomänen (Kriterium B) umfasst, die als krankheitswertige maladaptive Ausprägungen der Dimensionen des Fünf-Faktoren-Modells gesehen werden (Renneberg und Herpertz 2021; Samuel und Widiger 2008; Saulsman und Page 2004). Dieses Alternative Modell für Persönlichkeitsstörungen (AMPS) ist in Sektion III des DSM-5 aufgeführt, während in Sektion II weitgehend unverändert die diagnostischen Subtypen aus der Vorgängerversion DSM-IV zu finden sind (Zimmermann et al. 2015).

Eine im Vergleich dazu deutlich radikalere Abkehr von den traditionellen diagnostischen Kategorien verfolgt die Weltgesundheitsorganisation mit dem ICD-11, das mit Ausnahme der Borderline-Störung konsequent dem dimensionalen Prinzip folgt (Vergleich der Systeme ▶ Tab. 3.1). Die Diagnose von Persönlichkeitsstörungen erfolgt dabei weiterhin in mehreren Beurteilungsschritten (▶ Abb. 3.1), wobei neu zunächst zu prüfen ist, ob diagnostisch relevante Funktionsbeeinträchtigungen vorliegen, die zu unangepassten kognitiven, emotionalen und Verhaltensmustern führen, die sich in verschiedenen Lebensbereichen manifestieren, die für den Entwicklungsstand unangemessen sind, die nicht Folge anderer Ursachen sind, die nicht primär durch kulturelle Faktoren erklärt werden können und die erhebliches subjektives Leid verursachen (WHO 2021).

In einem zweiten Schritt ist deren Schweregrad zu quantifizieren. Die Schweregradbestimmung erfolgt durch die Gewichtung der Zeitstabilität von Symptomen und Funktionsbeeinträchtigungen, der Anzahl betroffener Lebensbereiche, der Einschränkungen im psychosozialen Umfeld, des subjektiven Leidensdrucks und der Selbst- und Fremdgefährdung. Es wird zwischen leichter, mittelgradiger und schwerer Ausprägung der Persönlichkeitsstörung unterschieden. Nach der Schweregradbestimmung erfolgt die Definition der vorherrschenden Persönlichkeitsmerkmale, wobei fünf prominente Merkmale definiert sind: Negative Affektivität, Distanziertheit, Dissozialität, Enthemmung und Zwanghaftigkeit (Anankasmus) (▶ Tab. 3.2).

Eine weitere Unterscheidung nach Subtypen unterschiedlicher Persönlichkeitsstörungen ist im ICD-11 – mit Ausnahme der Spezifikation für die Borderline-Störung – nicht vorgesehen. Ein wesentlicher Unterschied zur Vorgängerversion ist, dass das Zeitkriterium für die Stellung der Diagnose bei zwei Jahren liegt, d. h. der Beginn der Auffälligkeiten in der Kindheit bzw. Jugend ist kein erforderliches Kriterium mehr (WHO 2021).

3 Die forensisch-psychiatrische Perspektive

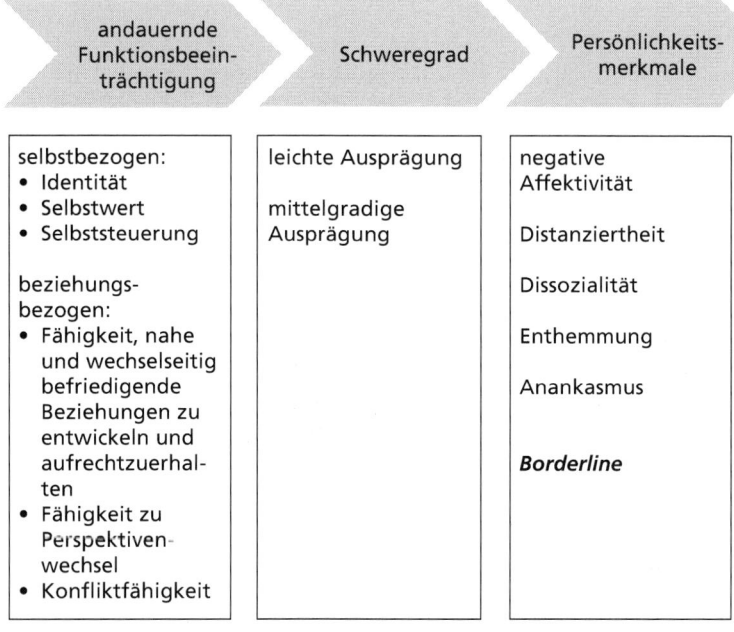

Abb. 3.1: Diagnostik von Persönlichkeitsstörungen nach ICD-11

Tab. 3.1: Vergleichende Darstellung der Klassifikationssysteme ICD-10, ICD-11 und DSM-5

Persönlichkeitsstörung (PS)	ICD-10	DSM-5	ICD-11
Allgemeine Kriterien	Weitgehende Übereinstimmung in allen drei Klassifikationssystemen		
Kategoriale Definition	Ja	Ja	Nein
Dimensionale Definition	Nein	Ja (Hybridmodell)	Ja
Anzahl kategorialer PS	10	10 (6 im Hybridmodell)	1 (= Borderline)
Prominente Persönlichkeitsmerkmale	Nein	Nein	Ja

Tab. 3.2: Persönlichkeitsmerkmale gemäß ICD-11

Ausgeprägte Persönlichkeitsmerkmale	Beschreibung
Negative Affektivität	• Große Bandbreite an negativen Emotionen in einer situativen unangemessenen Häufigkeit und Intensität • Emotionale Labilität und Probleme der Emotionsregulation • Negativistische Haltungen • Geringer Selbstwert und geringes Selbstvertrauen • Misstrauen
Distanziertheit	• Soziale Distanziertheit, d. h. Vermeidung sozialer Beziehungen • Emotionale Distanziertheit wie Reserviertheit
Dissozialität	• Selbstbezogenheit, Anspruchsverhalten, nur das Beste verdient zu haben • Mangel an Empathie
Enthemmtheit	• Impulsivität • Ablenkbarkeit • Unverantwortlichkeit • Rücksichtslosigkeit • Mangel an Planung
Anankasmus	• Perfektionismus, d. h. unflexible Zeitplanung, rigide Alltagsroutinen • Beschränkung in Gefühlen und Verhalten, d. h. rigide Kontrolle des emotionalen Ausdrucks

3.2.3 Operationalisierte Psychodynamische Diagnostik (OPD)

Das OPD-System ist ein psychodynamisches Diagnosesystem, das vor dem Hintergrund der Kritik an der Reliabilität und Validität psychiatrischer Klassifikationen (Schneider und Freyberger 1994) und an deren Beschränkung auf rein phänomenologische Aspekte entstanden ist. Damit sollten relevante psychodynamische therapeutische und diagnostische

Konzepte, die in DSM und ICD nur ungenügend abgebildet waren, operationalisiert und schärfer gefasst werden (Schneider et al. 2018). Es ist in den 1990er Jahren entstanden und wird kontinuierlich weiterentwickelt. Das OPD-System ist multiaxial aufgebaut und besteht aus fünf Achsen, auf denen persönlichkeitsbezogene psychodynamische Konzepte beschrieben werden (Dahlbender und Tritt 2011):

- Achse I »Subjektives Krankheitserleben und Behandlungsvoraussetzungen«:
  Erfassung der klinischen Schwere und Dauer der Störung/des Problems, der Alltagsfunktionsfähigkeit, des subjektiven Krankheits- und Veränderungskonzepts und relevanter Änderungsressourcen und -hemmnisse
- Achse II »Beziehung (maladaptive Beziehungsmuster)«:
  Erfassung repetitiver dysfunktionaler Beziehungsmuster
- Achse III »Konflikt« (zeitlich überdauernde neurotische Konflikte bzw. Konfliktschemata):
  Erfassung symptomatisch gewordener innerer Konflikte
- Achse IV »Struktur« (psychisch-strukturelle Fähigkeiten):
  Erfassung der Strukturdynamik (Struktur = funktionale Beziehung zwischen dem Individuum und den relevanten Bezugspersonen)
- Achse V »Psychische und psychosomatische Störungen«:
  Symptomatologie gemäß ICD bzw. DSM

Die einzelnen Achsen werden mit Hilfe eines halbstrukturierten Interviews erfasst. Dadurch ergibt sich für den Diagnostiker ein individuelles Profil der störungsrelevanten Problembereiche und der aktivierbaren Ressourcen. Aufgrund der umfassenden Beschreibung von subjektiven, beziehungsbezogenen, strukturellen und nosologischen Aspekten eignet sich das OPD-System grundsätzlich auch für den Einsatz in der Begutachtung. Es hat zudem den Vorteil, dass bereits in der diagnostischen Erfassung Therapieziele skizziert und Erfolgsaussichten der Therapie beurteilt werden können. Im Vergleich zu den oben erwähnten internationalen Diagnosesystemen bildet das OPD-System den Kern von Persönlichkeitsstörungen, die Beziehungsstörung (zu sich selbst und zu anderen), expliziter ab als die anderen Diagnosesysteme. Der Schweregrad einer Persönlichkeitsstörung kann anhand der Ausprägung der Defizite im Strukturniveau bestimmt werden.

Im OPD-2 wurde die Achse I »Krankheitserleben und Behandlungsvoraussetzungen« zusätzlich um das Modul Forensik erweitert, um spezifische Aspekte bei forensischen Patienten abbilden zu können. Die zentralen Beurteilungskriterien des Moduls Forensik beziehen sich auf die Anlasstat, antisoziales Verhalten und die Einstellung des Patienten dazu (Cierpka et al. 2015). Damit ist ein sehr differenziertes Beurteilungsinstrument für den forensischen Gutachter und Behandler verfügbar, dessen Einsatz zwar – wie andere in der Begutachtung verwendete Instrumente – einer speziellen Ausbildung und zeitlicher Ressourcen bedarf, aber möglicherweise mit einer umfassenderen Beurteilung und verbesserten Qualität einhergeht.

3.3 Forensisch-psychiatrische Relevanz von Persönlichkeitsstörungen

3.3.1 Häufigkeit

Internationalen und nationalen epidemiologischen Daten zufolge erfüllen ca. 10–15 % der erwachsenen Bevölkerung die Kriterien einer Persönlichkeitsstörung (Barnow et al. 2010; Fiedler 2018). Die geschätzte Lebenszeitprävalenz der antisozialen Persönlichkeitsstörung liegt beispielsweise bei 1–4 % (Lenzenweger et al. 2007), womit sie in etwa so häufig ist wie Schizophrenien oder bipolare Störungen. Die forensisch-psychiatrische Forschung hat sich vor allem mit der Prävalenz von Persönlichkeitsstörungen bei unterschiedlichen Straftäterpopulationen (Gefängnisse bzw. forensisch-psychiatrische Einrichtungen) beschäftigt. Eine inzwischen fast 20 Jahre alte systematische Übersichtsarbeit, die Studien aus zwölf (westlichen) Ländern und über 20.000 weibliche und männliche Strafgefangene eingeschlossen hat, ergab, dass bei 65 % der männlichen Gefangenen eine

Persönlichkeitsstörung vorliegt (davon in 47% der Fälle eine antisoziale Persönlichkeitsstörung) und bei 42% der weiblichen Gefangenen (davon in 21% eine antisoziale Persönlichkeitsstörung) (Fazel und Danesh 2002). Ältere Studien aus Deutschland ergaben, dass in Einrichtungen des Maßregelvollzugs bei 32–51% der untersuchten Personen eine Persönlichkeitsstörung vorliegt, meist kombiniert mit intellektuellen Defiziten und/oder sexueller Devianz (Leygraf 1988; Schumann 1983; Seifert und Leygraf 1997; Steinböck 1999) und dass bei Gutachtenprobanden in ca. 30% der Fälle die Diagnose einer Persönlichkeitsstörung gestellt wird (Nedopil 1999). Eine Untersuchung bei Kurzzeitstrafgefangenen (Strafmaß < 3 Jahre) zeigte, dass 80% der Studienteilnehmer die diagnostischen Kriterien für mindestens eine Persönlichkeitsstörung erfüllten (Dudeck et al. 2009).

Anhand der Daten in den Stichtagserhebungen im deutschen Maßregelvollzug nach § 64 StGB wurde dort ein Rückgang der Persönlichkeitsstörungsdiagnosen von 69,7% im Jahr 1995 auf 23,5% im Jahr 2015 festgestellt; gleichzeitig erhöhte sich die Zahl der Erledigungen im gleichen Zeitraum von 36 auf 51,2%, die Parallelstrafen und Vorstrafenregister fielen länger aus, und die Unterbringungsdauer stieg an, während sich die Häufigkeit von Lockerungsmissbräuchen erheblich reduzierte (Schalast et al. 2016). Die Ursachen dafür können entweder bei den untergebrachten Personen liegen (»gesünder und krimineller«) oder bei den begutachtenden und behandelnden Fachpersonen bzw. einem Paradigmenwechsel in der Beurteilung komorbider Störungen bei Abhängigkeitserkrankungen.

Dass der Fachperson bei der Diagnostik offenbar eine entscheidende Rolle zukommt, konnte in einer Studie über die Reliabilität von Persönlichkeitsstörungsdiagnosen festgestellt werden: in einer Stichprobe von 109 nach § 64 StGB untergebrachten Probanden wurde gezeigt, dass fallverantwortliche Therapeuten und unabhängige externe Untersucher zu diskrepanten Einschätzungen bezüglich des Vorliegens einer Persönlichkeitsstörung gelangen. Die externen Untersucher diagnostizierten häufiger eine Persönlichkeitsstörung als die zuständigen Therapeuten (74 vs. 48 Fälle), dabei insbesondere antisoziale bzw. dissoziale Störungen (in 54 vs. 23 Fällen) (Schalast et al. 2004). Durch die Autoren wurden, untermauert durch die Daten einer Folgeerhebung, Zweifel daran geäußert, dass die unstrukturierte Diagnostik geeignet ist, die persönlichkeitsstrukturellen Defizite der Klientel abzubilden, während die dimensionale Klassifikation hier möglicherweise Vorteile auch im Hinblick auf Aussagen zum Behandlungsergebnis böte (Schalast et al. 2016). Die Autoren argumentieren zudem, dass sich die therapeutischen Rahmenbedingungen im Maßregelvollzug in den letzten ca. 30 Jahren durch die Implementierung von Behandlungsprogrammen deutlich verbessert hätten, was zu einer stabileren Gesamtsituation führe, weshalb die Therapeuten weniger stark mit Instabilität und problematischen Verhaltenstendenzen ihrer Patienten »in situ« konfrontiert seien. Daneben sollten aber auch die therapeutische Beziehung und damit verbundene Übertragungs- und Gegenübertragungsphänomene als mögliche konfundierende Faktoren bei der Diagnostik in Betracht gezogen werden. Darüber hinaus ist anzunehmen, dass es zahlreiche weitere Faktoren mit Einfluss auf die Qualität von Persönlichkeitsstörungsdiagnosen in der forensischen Psychiatrie gibt – sowohl auf der Seite des Untersuchers (z. B. Erfahrung, Ausbildung, Identifikation mit der jeweiligen Rolle: therapeutisch vs. investigativ) wie auch des zu Untersuchenden (z. B. Intelligenz, Umstände der Untersuchung, Introspektionsfähigkeit) (▶ Kap. 4.2).

3.3.2 Besonderheiten in der Diagnostik

Eines der grundsätzlichen Probleme bei dem Einsatz der (semi-)strukturierten diagnostischen Interviews nach ICD oder DSM in der forensischen Psychiatrie ist, dass die Instrumente ursprünglich für diagnostische Zwecke im Rahmen von Therapien entwickelt wurden. Dabei kann der Untersucher davon ausgehen, dass eine Person, die freiwillig therapeutische Unterstützung sucht, ein relevantes Eigeninteresse an einer möglichst wahrheitsgetreuen Beantwortung der Fragen hat, auch wenn die Selbstbeurteilung durch Defizite in der Introspektionsfähigkeit bzw. im Selbstbild möglicherweise eingeschränkt ist. Im forensisch-psychiatrischen Kontext gibt es jedoch immer externe, durch das Verfahren selbst begründete Motivationsfaktoren, die die Selbstdarstellung beeinflussen. Auch der Untersucher kann durch Umstände des Verfahrens beeinflusst werden, z. B. durch (implizite) Abhängigkeiten von Auftraggebern oder durch außergewöhnliche öffentliche Aufmerksamkeit. Die Qualität der diagnostischen Beurteilung ist außerdem zu einem großen Teil von der

3 Die forensisch-psychiatrische Perspektive

Güte und Breite der vorliegenden Informationen zu Biographie, psychiatrischer Anamnese und Funktionsbeeinträchtigungen in den verschiedenen Lebensbereichen abhängig. Zusammengefasst (nach Wottawa und Hossiep 1997) sind in der forensisch-psychiatrischen Diagnostik folgende Aspekte zu berücksichtigen:

- situationsbedingte Besonderheiten durch das verfahrensbedingte Spannungsfeld, Erwartungen und Einstellungen der Probanden,
- Auswirkungen der Haftsituation auf die Selbstdarstellung,
- systematisch-zeitliche Ausdehnung der Diagnose in die Vorgeschichte und unklare Wirkung der zwischenzeitlich eingetretenen Lebensveränderungen,
- diagnostische Entscheidungsstrategien sind pragmatisch an juristischen Konstrukten orientiert, deren theoretische Explikationen (noch) nicht vorliegen, wodurch eine berufsfeldspezifische, kriterienorientierte Validierung der Psychodiagnostik in den meisten rechtlichen Bereichen unmöglich ist,
- im Unterschied zum klinischen Diagnostiker trifft der diagnostizierende Gutachter nie selbst Entscheidungen, sondern liefert die Grundlagen für die Entscheidungen der Justiz,
- auch eine richtige Diagnose kann nachteilige Konsequenzen haben.

Im therapeutischen Kontext wird häufig mit diagnostischen Hypothesen gearbeitet, die im Behandlungsprozess evaluiert und revidiert werden können, so dass sich im Verlauf eine belastbare diagnostische Einschätzung entwickelt. Dieser Spielraum besteht in Begutachtungen, die zeitlich begrenzt sind, nicht. Weitere Herausforderungen können sich durch komorbide Erkrankungen (z. B. Abhängigkeitserkrankungen, affektive Störungen) ergeben. Darüber hinaus haben manche psychiatrische Krankheitsbilder – allen voran Erkrankungen aus dem schizophrenen Formenkreis – häufig unspezifische Vorläufersyndrome, die als Symptome einer Persönlichkeitsstörung fehlgedeutet werden können.

Auch die Verlaufsdiagnostik von Persönlichkeitsstörungen ist in der forensischen Psychiatrie mit Besonderheiten verbunden. Dazu gehört bei prognostischen Beurteilungen vor allem, wie Verhaltensänderungen bewertet werden können, die sich ausschließlich innerhalb eines geschlossenen Behandlungsrahmens zeigen. Daran schließt sich die Frage an, wie überprüft werden kann, ob diese Verhaltensänderungen überdauernd sind, wenn sich der Bezugsrahmen und die Lebensumstände ändern.

3.3.3 Schuldfähigkeit

Der freie Wille

Das juristische Konstrukt der Schuldfähigkeit ist untrennbar mit der Frage des freien Willens verbunden (siehe auch Ausführungen in Dudeck 2021). Nur wer sich in einer konkreten Situation willentlich und ohne äußere oder innere Zwänge nach Abwägung der Optionen für oder gegen eine bestimmte Handlung entscheiden kann, kann dafür auch verantwortlich gemacht werden. Schuld bedeutet die subjektive Zurechnung normabweichenden Verhaltens, wenn von anderen in vergleichbarer innerer und äußerer Situation normgerechtes Handeln erwartet werden kann (Schreiber 2006). Weder der Wille noch seine Freiheit oder Unfreiheit sind allerdings medizinisch-naturwissenschaftliche Konzepte und auch innerhalb der Rechts- und Geisteswissenschaften wird diskutiert, ob es einen freien Willen gibt bzw. ob der freie Wille eine Illusion und jegliche menschliche Handlung von vorneherein determiniert ist. Dabei wird von den Rechtswissenschaften und der Philosophie gegenwärtig mehrheitlich die sog. kompatibilistische Haltung vertreten, die besagt, dass der freie Wille mit dem Determinismus vereinbar ist (z. B. Bieri 2012; Pauen und Roth 2008) und dass es für die Frage der Freiheit irrelevant ist, ob geistige Prozesse neuronal realisiert sind. Der Wille wird demnach dann als frei angesehen, wenn er dem subjektiven Urteil einer Person darüber folgt, was zu wollen richtig oder falsch ist (Bieri 2012). Für den wissenschaftstheoretischen Diskurs in der Psychiatrie wird die Annahme eines vollständig freien Willes als nicht notwendig (und nicht begründbar) erachtet, aber die Annahme vorausgesetzt, dass jeder Mensch als Ausdruck seiner persönlichen Autonomie über die Fähigkeit verfügt, verschiedene Handlungsoptionen zu bewerten und eine Entscheidung zu treffen (Hoff et al. 2010). Auf dieser Annahme der Wahlfreiheit bei der Willensbildung, die durch psychopathologische Prozesse vorübergehend oder dauerhaft eingeschränkt sein

3 Die forensisch-psychiatrische Perspektive

kann, fußt die Rationale der forensisch-psychiatrischen Beurteilung von Schuldfähigkeit (▶ Abb. 3.2). Für die Beantwortung der Frage, ob eine Person für eine begangene Gesetzesübertretung zur Verantwortung gezogen werden kann, oder ob krankhafte Prozesse zu einer Beeinträchtigung der Willensbildung führten, hat gegenwärtig die ärztliche/psychiatrische Beurteilung die größte Relevanz. Diese Beurteilung hängt wiederum – wie auch die Beurteilung von Persönlichkeit und krankhaften Persönlichkeitsentwicklungen – ganz zentral von dem jeweilig vorherrschenden Krankheitsbegriff ab, der sowohl historischen Wandlungen unterliegt als auch individuellen Unterschieden zwischen Vertretern verschiedener Strömungen des Fachgebiets.

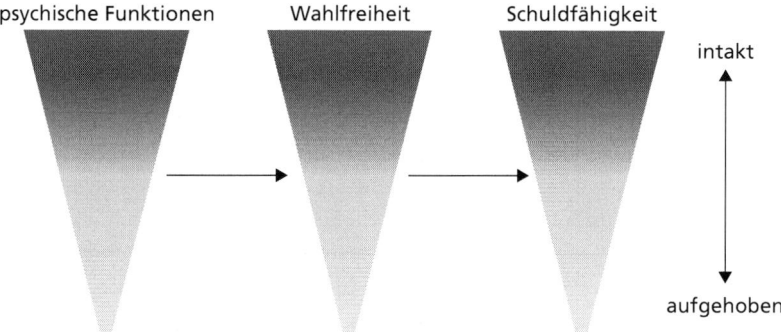

Abb. 3.2: Verhältnis von psychischen Funktionen, Wahlfreiheit und Schuldfähigkeit

In der deutschen Rechtsprechung ist die Hürde für die Annahme einer eingeschränkten Schuldfähigkeit bei Persönlichkeitsstörungen sehr hoch. Dabei ist nicht nur Beurteilung der Willensfreiheit ein Maßstab, sondern auch die Orientierung an einer durchschnittlichen Norm, d. h. die Frage, inwieweit ein durchschnittlicher Mensch in der gleichen Situation genauso gehandelt hätte. Inwieweit dabei einem Täter sein Charakter vorgeworfen werden kann, ob er eine Mitverantwortung für seine Persönlichkeitsentwicklung trägt und wie vor dem Hintergrund neurobiologischer Befunde zur Genese von Persönlichkeitsstörungen die Grenze zwischen im Laufe des Lebens (z. B. unfallbedingt) erworbenen Hirnschädigungen (z. B.

Frontalhirnsyndrome) und genetischen bzw. umweltbedingten Einflüssen zu ziehen ist, wird zum Teil kontrovers diskutiert. Rein psychiatrisch lässt sich diese Frage nicht beantworten, zumal auch für andere Erkrankungen (z.B. Schizophrenie) objektive hirnstrukturelle Befunde fehlen, diese aber in Bezug auf die Eingangsvoraussetzungen des Strafrechts in eine andere Kategorie fallen. Normativ wäre sie nur lösbar, indem Persönlichkeitsstörungen, solange keine bessere Konzeptualisierung zur Ätiologie bzw. bessere Unterscheidungsmöglichkeit zwischen krank und gesund vorliegt, nicht mehr als psychische Krankheit, sondern als Normvariante betrachtet werden, die auch in schweren Fällen nicht als schwere andere seelische Störung bzw. als Schuldminderungsgrund qualifizieren.

Vorgehen bei der Begutachtung

Bei strafrechtlichen Begutachtungen von Probanden mit Persönlichkeitsstörungen stehen, wie auch bei anderen psychischen Erkrankungen, die Fragen nach den Voraussetzungen für aufgehobene oder verminderte Schuldfähigkeit in Bezug auf eine bestimmte Tathandlung und nach der Wahrscheinlichkeit weiterer schwerer Straftaten im Zentrum. Die mit Persönlichkeitsstörungen einhergehenden psychischen Funktionsstörungen können Einschränkungen der Schuldfähigkeit in der Regel nur auf der Ebene der Steuerungsfähigkeit, nicht auf der Ebene der Einsichtsfähigkeit begründen. Dabei zeigt die Praxis, dass psychopathologische Beeinträchtigungen der Steuerungsfähigkeit zum Tatzeitpunkt aufgrund einer Persönlichkeitsstörung eher als Ausnahme angesehen werden.

Die klinische Diagnose einer Persönlichkeitsstörung ist noch nicht gleichbedeutend mit einer rechtlich relevanten Einschränkung psychischer Funktionen – das gilt nicht nur im Bereich des Strafrechts, sondern auch in anderen Rechtsbereichen (z.B. Sozialrecht). Wie von verschiedenen Autoren beschrieben, erfordert die Schuldfähigkeitsbeurteilung ein mehrstufiges Vorgehen (z.B. Saß und Habermeyer 2007). Eine gutachterlich festgestellte Diagnose muss zunächst einem der juristischen Eingangsmerkmale für verminderte oder aufgehobene Schuldfähigkeit gemäß §§ 20 bzw. 21 StGB zugeordnet werden können. Die Diagnose einer Persönlichkeitsstörung fällt unter das Eingangsmerkmal »Schwere andere seelische Störung«, wobei sie dafür einen gewissen Schweregrad erreichen muss, der sich durch das Ausmaß der Funktionsbeeinträchtigung bzw. die Spezifität der Störung für die Tat bestimmt (Habermeyer 2004; Kröber 1995). Diese Überlegungen sind auch in die Mindestanforderungen für Schuldfähigkeitsbegutachtungen eingegangen (▶ Tab. 3.3). Wenn eine Persönlichkeitsstörung den erforderlichen Schweregrad erreicht, erfolgt im nächsten Schritt die Beurteilung, ob und inwieweit die Tat(vorwürfe) in Zusammenhang mit Symptomen der Persönlichkeitsstörung stehen (Symptomatizität). Dazu gehört eine detaillierte Analyse des Verhaltens vor, während und nach der Tat, der Beziehung zwischen Täter und Opfer und der handlungsleitenden Motive (▶ Tab. 3.4). Erst im Anschluss daran erfolgt die Stellungnahme zu einer möglichen Beeinträchtigung der für die Steuerungsfähigkeit relevanten psychischen Funktionen.

Tab. 3.3: Kriterien für die Einstufung einer Persönlichkeitsstörung als schwere andere seelische Störung (früher: Abartigkeit; nach Boetticher et al. 2007)

Kriterien, die für eine schwere andere seelische Störung sprechen:	Kriterien, die gegen eine schwere andere seelische Störung sprechen:
• Erhebliche Auffälligkeiten der affektiven Ansprechbarkeit und der Affektregulation • Einengung der Lebensführung bzw. Stereotypisierung des Verhaltens • Durchgängige oder wiederholte Beeinträchtigung der Beziehungsgestaltung und psychosozialen Leistungsfähigkeit durch affektive Auffälligkeiten, Verhaltensprobleme und unflexible, unangepasste Denkstile • Durchgehende Störung des Selbstwertgefühls • Deutliche Schwäche von Abwehr- und Realitätsprüfungsmechanismen	• Auffälligkeiten in der affektiven Ansprechbarkeit ohne schwerwiegende Beeinträchtigung von psychosozialer Leistungsfähigkeit und Beziehungsgestaltung • Weitgehend erhaltene Verhaltensspielräume • Selbstwertproblematik ohne durchgängige Auswirkung auf die Beziehungsgestaltung und psychosoziale Leistungsfähigkeit • Intakte Realitätskontrolle und reife Abwehrmechanismen • Altersentsprechende biografische Entwicklung

Tab. 3.4: Beurteilung der Steuerungsfähigkeit bei Personen mit Persönlichkeitsstörung (nach Boettcher et al. 2007)

Kriterien, die für eine Beeinträchtigung der Steuerungsfähigkeit sprechen:	Kriterien, die gegen eine Beeinträchtigung der Steuerungsfähigkeit sprechen:
• Konflikthafte Zuspitzung und emotionale Labilisierung in der Zeit vor dem Delikt • Abrupter, impulshafter Tatablauf • Relevante konstellative Faktoren (zum Beispiel Substanzintoxikation) • Enger Zusammenhang zwischen Persönlichkeitsproblemen und Tat	• Tatvorbereitung • Hervorgehen des Delikts aus dissozialen Verhaltensbereitschaften • Planmäßiges Vorgehen bei der Tat • Fähigkeit, zu warten bzw. lang hingezogenes Tatgeschehen • Komplexer Handlungsablauf in Etappen • Vorsorge gegen Entdeckung • Möglichkeit anderen Verhaltens unter vergleichbaren Umständen

Trotz definierter Standards und Kriterien, an denen sich die sachverständige Person orientieren kann, bleibt vor allem die Schweregradbeurteilung eine theoretische wie praktische Herausforderung. Es bleibt Spielraum für Subjektivität, sei es durch (unbewusste) Phänomene wie Übertragung und Gegenübertragung, durch persönliche Einstellungen des Gutachters zu der Frage der Überwindbarkeit dysfunktionaler Erlebens- und Verhaltensmuster, durch soziokulturelle Rollenzuschreibungen und möglicherweise auch durch mehr oder weniger latente Formen von Diskriminierung.

Die Einführung der dimensionalen Diagnostik mit der ICD-11 wird auf die grundsätzliche Methodik der Beurteilung der psychiatrischen Voraussetzungen für die Annahme von eingeschränkter Schuldfähigkeit keinen Einfluss haben. Bei der im ICD-11 hinzugekommenen Schweregradbeurteilung bereits auf Ebene der Diagnostik sollte aber der Reflex vermieden werden, eine schwere Persönlichkeitsstörung nach ICD-11 ohne weitere Prüfung mit einer schweren anderen seelischen Störung gemäß StGB gleichzusetzen (Hauser et al. 2021). Herausfordernd könnte sich aber auch hier die Beurteilung der prognostischen Auswirkungen von Verhaltensänderungen nach mehrjähriger Unterbringung darstellen, da intramural bestimmte lebenspraktische Einschränkungen möglicherweise soweit in den Hintergrund treten, dass sich der Schweregrad der Störung formal verringert zu haben scheint.

3.4 Prognose

Die Einschätzung der Wahrscheinlichkeit für die erneute Begehung von Straftaten ist eine zentrale Aufgabe gutachterlich und therapeutisch tätiger Fachpersonen. Eine ungünstige Rückfallprognose für schwere Straftaten ist eine der Voraussetzungen für die Unterbringung in der forensischen Psychiatrie. Die Entlassung kann nur erfolgen, wenn sich die Prognose durch die Behandlung relevant verbessert hat – ausgenommen davon sind Entlassungen aus Gründen der Verhältnismäßigkeit.

Prognosebegutachtungen weisen zunächst unabhängig von der Diagnose grundsätzliche methodische Probleme auf, die auch mit der Neu- bzw. Weiterentwicklung von Prognoseverfahren nicht gelöst sind. Dazu gehört zum einen, dass sich mit zunehmendem Prognosezeitraum die Zahl der unvorhersehbaren Ereignisse erhöht, und zum anderen, dass falsch-ungünstige Prognosen, die zu einer Fortdauer des Freiheitsentzugs führen, nicht auf ihre Richtigkeit überprüft werden können. Schwere Gewalt- und Sexualdelikte sind zudem eher seltene Ereignisse und deshalb statistisch weniger gut vorherzusagen. Bei Persönlichkeitsstörungen können aufgrund der oben geschilderten Besonderheiten in der Diagnostik und der Schwierigkeiten in der Verlaufsbeurteilung unter Bedingungen des Freiheitsentzugs weitere Fehlerquellen hinzukommen, nämlich wenn eine fehlerhafte diagnostische Beurteilung zu einer falschen Prognose bzw. zu ungeeigneten therapeutischen Maßnahmen führt. Trotz dieser methodischen Schwierigkeiten besteht Konsens darüber, dass bestimmte Persönlichkeitsmerkmale mit einer ungünstigeren Prognose einhergehen, wobei weder vom Vorliegen einzelner Auffälligkeiten noch bei einer klinisch relevanten Persönlichkeitsstörung unmittelbar auf ein hohes Rückfallrisiko geschlossen werden darf.

3.4 Prognose

In zahlreichen strukturierten kriminalprognostischen Verfahren ist die Beurteilung der Persönlichkeit ein wichtiger Bestandteil. Für die Anwendung dieser Instrumente ist in der Regel neben einer entsprechenden Grundausbildung (Psychologie, Psychiatrie) und forensischer Erfahrung auch die Absolvierung spezieller Anwenderschulungen erforderlich. Die explizite Nennung einer Persönlichkeitsstörung als statistischer Risikofaktor war in der ersten Version des Violence bzw. Sex Offender Risk Appraisal Guide (VRAG/SORAG) enthalten: Die revidierte Version (VRAG-R) (Rettenberger et al. 2017) enthält nun nur noch die Bewertung einzelner Items der Psychopathie-Checkliste (Mokros 2013) zur Erfassung rückfallrelevanter Persönlichkeitsmerkmale.

Ein Instrument, in dem das Vorliegen einer Persönlichkeitsstörung zum Beurteilungszeitraum als ein zentraler prädiktiver Faktor wirkt, ist die »Empirisch fundierte Prognosestellung im Maßregelvollzug gemäß § 63 StGB« (EFP-63) (Gretenkord 2002). Auch in der dritten Version des HCR-20 (Douglas et al. 2014), der Integrierten Liste von Risikovariablen (ILRV) (Yundina et al. 2013) und dem Spousal Assault Risk Assessment (SARA) (Kropp und Hart 2015) zur Einschätzung des Risikos für Gewalt in Partnerschaften (Kropp und Hart 1997; Rettenberger und Eher 2013) ist das Kriterium Persönlichkeitsstörung ein eigenständiger prognostischer Faktor. Daneben finden sich in einigen Prognoseinstrumenten auch rückfallrelevante Persönlichkeitsmerkmale, die auch, aber nicht ausschließlich bei Persönlichkeitsstörungen auftreten, beispielsweise Empathie (Stable-2007, SAPROF), Impulsivität (Stable-2007)/Selbstkontrolle (SAPROF), negative Emotionalität/Feindseligkeit (Stable-2007, Acute-2007) oder emotionale Stabilität (HCR, ILRV).

Untersuchungen zu spezifischen Basis- oder Rückfallraten der einzelnen Persönlichkeitsstörungssubtypen liegen nicht vor. Studien aus dem deutschen Maßregelvollzug nach § 64 StGB konnten zeigen, dass eine überdauernde dissoziale Verhaltensbereitschaft mit einer ungünstigen Prognose sowohl für ein reguläres Behandlungsende wie auch für die kriminelle Rückfälligkeit einhergehen (Querengässer et al. 2017; Schalast et al. 2011). Vor allem in Verlaufsbegutachtungen zur Frage von Lockerungen oder Entlassung ist der Verlauf seit der Verurteilung/Einweisung/Inhaftierung in die Risikoanalyse miteinzubeziehen und zu gewichten. Dies kann sich bei Persönlichkeitsstörungen als sehr herausfordernd darstellen, weil sich die Frage stellt, wie Verbesserungen und Verschlechterungen, die im Vollzugskontext zu beobachten sind, auf die Lebenssituation unter höheren Freiheitsgraden übertragen lassen. Dies gilt umso mehr, wenn man die Tatsache einbezieht, dass die Diagnose einer Persönlichkeitsstörung keine zeitliche Stabilität aufweist. Möglicherweise wird die Diagnose künftig auch weniger als Lebenszeitdiagnose und eher als vorübergehende Störung begriffen werden – auch das hätte Implikationen auf die prognostische Einschätzung.

3.5 Therapie

Die Behandlungsmethoden der Wahl für Persönlichkeitsstörungen sind kognitiv-behaviorale und tiefenpsychologisch fundierte Psychotherapien. Pharmakotherapie spielt bei der Behandlung von Patienten mit Persönlichkeitsstörungen eine untergeordnete Rolle. Medikamente werden vor allem symptomorientiert (z. B. Impulsivität, Stimmungslabilität) bzw. bei begleitenden akuten psychischen Erkrankungen (z. B. Depression) eingesetzt. Behandlungsleitlinien gibt es auf nationaler und internationaler Ebene vor allem für die Borderline-Persönlichkeitsstörung, da dafür auch die beste wissenschaftliche Evidenz vorliegt. Im deutschsprachigen Raum wird die S2-Leitlinie der AWMF, die sich auf Persönlichkeitsstörungen allgemein bezog, gegenwärtig überarbeitet und auf die Borderline-Persönlichkeitsstörung begrenzt, da nur für diese entsprechende Evidenz auf dem Niveau einer S3-Leitlinie vorliegt (AWMF 2021). In Großbritannien wurde in Zusammenarbeit mit dem National Institute for Clinical Excellence (NICE) eine Praxisleitlinie für die Behandlung, das Management und die Prävention der antisozialen Persönlichkeitsstörung herausgegeben (National Collaborating Centre for Mental Health 2010). In einem europäischen Vergleich der bestehenden Leitlinien für die Behandlung von Persönlichkeitsstörungen wurde festgestellt, dass zwar alle Psychotherapie als Methode der ersten Wahl nannten, aber in Bezug auf andere Faktoren (Medikation, Behandlungssetting und -dauer) unterschiedliche und zum

Teil widersprüchliche Empfehlungen gemacht wurden (Simonsen et al. 2019). Zudem wurde die Qualität der Leitlinien als sehr heterogen bezeichnet, insbesondere betreffend Integration neuer Methoden, deren Transparenz und Kombination von Expertenwissen und empirischen Daten (Simonsen et al. 2019). Allen Leitlinien gemeinsam ist außerdem, dass sie sich auf allgemeinpsychiatrische und nicht auf forensisch-psychiatrische Behandlungskontexte beziehen.

In den letzten Jahrzehnten haben sich unterschiedliche Therapiekonzepte vor allem für die Borderline-Persönlichkeitsstörung etabliert, die außerhalb des forensisch-psychiatrischen Kontexts entwickelt wurden. Zu nennen sind hier insbesondere die Dialektisch Behaviorale Therapie (DBT) nach Marsha Linehan (1993), die übertragungsfokussierte psychodynamische Therapie (TPF) nach Clarkin, Yeomans und Kernberg (1999), die Mentalisierungsbasierte Therapie (MBT) nach Bateman und Fonagy (2016) und die Schematherapie nach Young (2002). Im Verlauf wurden die Konzepte zum Teil für den Einsatz in der forensischen Psychotherapie erweitert und evaluiert: Die DBT umfasst in der angepassten Form (DBT-F) zusätzlich die Bereiche lebensbedrohliches Verhalten (interpersonelle Gewalt), emotionale Kompetenz und Empathie (McCann et al. 2000). Die Schematherapie wurde ebenfalls für den forensischen Bereich adaptiert (Bernstein et al. 2007) und evaluiert (Klecha et al. 2015). Auch für die MBT gibt es Hinweise für günstige Effekte bei forensisch-psychiatrischen Patienten (Ware et al. 2016). Insgesamt ist allerdings nach wie vor festzuhalten, dass nur wenige qualitativ hochwertige Studien mit forensisch-psychotherapeutischem Klientel erfolgten.

Grundsätzlich soll die Psychotherapie von Persönlichkeitsstörungen die individuellen Funktionsbeeinträchtigungen adressieren. In der forensischen Psychotherapie stehen insbesondere die Symptome und Verhaltensweisen im Vordergrund, die mit dem delinquenten Verhalten bzw. dem Rückfallrisiko in Verbindung stehen (Andrews 2012). Zentral für die forensische Therapie von Persönlichkeitsstörungen ist deshalb ein schlüssiges Fallkonzept, in dem detailliert hergeleitet wird, aufgrund welcher Symptome, Interaktionsmuster, Dynamiken, situativer Gegebenheiten etc. es zur Delinquenz kam, und welche Faktoren durch welche Maßnahmen veränderbar sind. Dazu gehört, wie in jeder anderen Psychotherapie, eine regelmäßige Überprüfung des Erreichens der Therapieziele und gegebenenfalls eine Reevaluation des Fallkonzepts, einschließlich Diagnostik und Interventionen.

Das Verhalten, das zu den Straftaten und zur forensisch-psychiatrischen Behandlung führte, ist bei Menschen mit Persönlichkeitsstörungen im klinischen Kontext häufig nicht 1:1 zu beobachten (Hart et al. 2011). Einen möglichen Lösungsweg bietet ein Konzept aus der kognitiven Verhaltenstherapie, nämlich das der deliktrelevanten Verhaltensweisen (im Original Offence Paralleling Behavior von Daffern et al. 2010), das auf der Annahme basiert, dass auch in Behandlungssettings Verhaltensweisen auftreten, die die gleiche Funktion wie das delinquente Verhalten haben, auch wenn sie nicht das gleiche Ausmaß erreichen. Analog dazu kann das Konzept des Lifestyle Paralleling Behavior (Spearing et al. 2010) bei der Behandlungs- und Interventionsplanung behilflich sein. Dabei geht man davon aus, dass bestimmte, mit einem delinquenznahen Lebensstil verbundene Verhaltensweisen auch im stationären Behandlungssetting repräsentiert sind und sich beispielsweise durch Tauschen, Glücksspiel, Ausnutzen anderer, Unfähigkeit, eine Tagesstruktur einzuhalten, oder Diebstähle (z. B. von Essen, Zigaretten etc.) äußern. Die Thematisierung dieser Verhaltensweisen in der Therapie wird auch deshalb empfohlen, weil sie vom Patienten möglicherweise weniger bedrohlich empfunden wird als die direkte Konfrontation mit den begangenen Straftaten (Spearing et al. 2010). Wissenschaftliche Evidenz für diese Konzepte liegt nicht vor. Gerade bei emotional-instabilen Persönlichkeitsstörungen, bei denen Gewalt häufig innerhalb von engen partnerschaftlichen Beziehungen auftritt, ist außerdem fraglich, inwieweit ein geschlossener stationärer Kontext in der Lage ist, Bedingungen herzustellen, in denen relevante Verhaltensänderungen erlernt und erprobt werden können.

Die (erfolgreiche) Psychotherapie von Persönlichkeitsstörungen hängt nicht nur von der eingesetzten Methodik ab. Allgemeine Voraussetzungen für Psychotherapie, wie z. B. die Introspektions- und Reflexionsfähigkeit oder das Erreichen von Problembewusstsein und Veränderungsbereitschaft, sind zentrale Faktoren, ohne die psychotherapeutische Maßnahmen keine Wirksamkeit entfalten können. Weitere allgemeine Wirkfaktoren von Psychotherapie bei Persönlichkeitsstörungen umfassen die therapeutische Beziehung, die Passung zwischen Therapeut und Patient und die Erfahrung des Therapeuten (Pfammatter et al. 2012). Noch wenig untersuchte Bereiche der forensischen Psychotherapie sind die Fragen der Risiken und Nebenwirkungen und der Umgang mit erfolgloser Therapie und Therapiefehlern.

3.6 Fazit

In der forensisch-psychiatrischen Begutachtung wirken sich die geschilderten konzeptionellen Schwierigkeiten ebenso wie in allen Bereichen aus und haben große Auswirkung auf das Leben des zu Begutachtenden. Inwieweit sich durch den Schritt zur dimensionalen Diagnostik bzw. mit dem ICD-11 (WHO 2021) die bestehenden praktischen Schwierigkeiten, insbesondere der verbleibende subjektive Beurteilungsspielraum der untersuchenden Fachperson, beheben lassen, ist noch offen. Ergänzende diagnostische Verfahren wie z. B. die Operationalisierte Psychodynamische Diagnostik (OPD 2014) sollten für ihren Einsatz in der Begutachtung evaluiert werden, weil sie zwar die subjektive Komponente des Diagnostikers nicht vollständig ausgleichen, aber einen umfassenderen Blick auf vorhandene Ressourcen und Defizite einer Person ermöglichen können. Gerade im Hinblick auf die in der ICD-11 geforderte Schweregradbeurteilung kann durch die Nutzung der OPD eine Möglichkeit zur Qualitätssicherung und -verbesserung liegen.

Durch die Verknüpfung der Unterbringung im Maßregelvollzug mit einer Einschränkung der Schuldfähigkeit – wie im deutschen Strafrecht – werden die Weichen für oder gegen eine Therapie sehr früh und in der Regel irreversibel gestellt. Für die Erfolgsaussichten einer Therapie bzw. die Legalprognose ist die Schuldfähigkeit allerdings nicht maßgeblich. Vor diesem Hintergrund stellt sich die Frage, ob die Kombination von (schwerer) Persönlichkeitsstörung, hohem Rückfallrisiko und Behandlungsprognose allenfalls geeignetere Kriterien für die Anordnung von Behandlung wäre als die Schuldfähigkeit. Das Vorliegen einer psychischen Erkrankung, die de lege artis gemäß ICD-10 (WHO 1993), ICD-11 (WHO 2021) oder DSM-5 (APA 2013) diagnostiziert wurde, sollte allerdings als conditio sine qua non für gerichtlich angeordnete Therapien in klinischen Einrichtungen gelten. Unabhängig davon könnten Behandlungen auf freiwilliger Basis im Justizvollzug angeboten werden, sofern Ressourcen hierfür bestehen. Inwieweit die Teilnahme oder Nicht-Teilnahme an solchen freiwilligen Behandlungen Einfluss auf Vollzugsentscheidungen und insbesondere Lockerungen haben sollte, ist zu diskutieren.

Die fehlenden Leitlinien bzw. die limitierte Evidenzbasierung von Therapieformen für die Behandlung von Persönlichkeitsstörungen in der forensischen Psychiatrie führt in klinischen Einrichtungen zu zwei zentralen Fragen, die letztlich noch ungelöst sind: 1. Wie lange soll eine Therapieindikation aufrechterhalten werden, d. h. wie lange sollte »probiert« werden, die deliktrelevanten Symptome oder Eigenschaften therapeutisch zu beeinflussen? 2. Wo sollen Personen untergebracht werden, die nach Jahren oder Jahrzehnten therapeutischer Einwirkung keine legalprognostisch relevanten Fortschritte machen? Erfahrungsgemäß besteht nach wie vor die Tendenz, bei Ausbleiben des Therapieerfolgs »mehr vom gleichen«, d. h. die Intensivierung oder Verlängerung der Behandlung zu empfehlen, ohne dass die vorhandenen Interventionsmöglichkeiten und individuellen Erfolgsaussichten kritisch geprüft werden. Solche Patienten benötigen häufig aber auch andere Betreuung, als sie auf Akut- oder Therapiestationen angeboten wird. Spezialstationen für forensisch-psychiatrische Langzeitpatienten wären hier eine Möglichkeit, um homogenere Gruppen mit ähnlichem Bedarf zu schaffen. Unter psychotherapeutischen Gesichtspunkten ist nicht anzunehmen, dass sich durch die dauerhafte Aufrechterhaltung eines Zwangskontexts die Therapiefähigkeit oder -motivation relevant verbessern lassen.

Auch wenn für die Diagnostik und die Schweregradbeurteilung von Persönlichkeitsstörungen im forensischen Kontext sowohl psychiatrische als auch juristische Standards existieren, bleibt großer Spielraum für subjektive Bewertungen. Psychiatrische und psychologische Diagnostik und Therapie sind personengebundene Tätigkeiten. Die Fachperson verfügt über eine Ausbildung, die es ihr ermöglichen sollte, ihre Wahrnehmungen und Reaktionen zu reflektieren, zu kontrollieren und professionell in die Beurteilung einfließen zu lassen. Die normativen Anforderungen in foro sollten die sachverständige Person allerdings nicht zu Aussagen verleiten, die die Methodik des Fachs nicht hergibt.

In der Praxis kommt es gerade im Bereich der Persönlichkeitsstörungen oft zu sehr unterschiedlichen diagnostischen Einschätzungen – zwischen Gutachter und Behandler, zwischen unterschiedlichen Gutachtern, zum Teil aber auch durch denselben Gutachter zu unterschiedlichen Beurteilungszeiträumen. Diese Variabilität ist zu einem Teil durch die Operationalisierungen der Kriterien in den diagnostischen Klassifikationen erklärbar, aber möglicherweise auch durch eine Längsschnittdynamik bei manchen psychischen Erkrankungen, die mitunter erst im Zeitverlauf eindeutige Aussagen ermöglicht. Darüber hinaus können auch Faktoren auf Seiten der Fachperson, z. B. Erfahrung, persönliche Lebenssituation, eigene Haltungen, aber auch Gegenübertragungsphänomene, soziale Rollenzuschreibungen oder bewusste und unbewusste Diskriminierung einen Einfluss auf die diagnostische Beurteilung haben.

Da auf absehbare Zeit keine Biomarker oder andere objektiv messbare Parameter für die Diagnose von Persönlichkeitsstörungen zur Verfügung stehen dürften, wird die diagnostische Beurteilung vor allem eine klinische und damit auch subjektive Einschätzung des Untersuchenden bleiben. Angesichts der damit einhergehenden Unsicherheiten und des folgenden Einflusses der Diagnose auf die Therapie und die Legalprognose wären eine höhere Flexibilität zwischen den Systemen des Justiz- und Maßregelvollzugs und eine Auseinandersetzung mit der Frage der weiteren Unterbringung von Personen, die nicht therapierbar, aber weiterhin als gefährlich erachtet werden, wünschenswert.

Literatur

Anderson J, Snider S, Sellbom M et al. (2014) A comparison of the DSM-5 Section II and Section III personality disorder structures. Psychiatry Research 216(3): 363–372.

Andrews D (2012) The risk-need-responsivity (RNR) model of correctional assessment and treatment. In Dvoskin JA, Skeem JL, Novaco RW et al. (Eds.) American psychology–law society series. Using social science to reduce violent offending (pp. 127–156): Oxford University Press.

APA (2013) Diagnostic and statistical manual of mental disorders (DSM-5®): American Psychiatric Pub.
Arbeitskreis OPD (Hrsg.) (2014) OPD-2 – Operationalisierte Psychodynamische Diagnostik: Das Manual für Diagnostik und Therapieplanung. Bern: Hans Huber.
AWMF (2021) Angemeldetes Leitlinienvorhaben: Borderline Persönlichkeitsstörung. Retrieved from (https://www.awmf.org/leitlinien/detail/anmeldung/1/ll/038-015.html, Zugriff am 24.10.2022).
Barnow S, Stopsack M, Ulrich I et al. (2010) Prävalenz und Familiarität von Persönlichkeitsstörungen in Deutschland: Ergebnisse der Greifswalder Familienstudie. PPmP-Psychotherapie· Psychosomatik· Medizinische Psychologie 60(09/10): 334–341.
Bateman A und Fonagy P (2016) Mentalization-based treatment for personality disorders: A practical guide. Oxford University Press.
Beesdo-Baum K, Zaudig M, Wittchen H-U (2019) SCID-5-PD: strukturiertes Klinisches Interview für DSM-5-Persönlichkeitsstörungen: deutsche Bearbeitung des Structured Clinical Interview for DSM-5-Personality Disorders von Michael B. First, Janet BW Williams, Lorna Smith Benjamin, Robert L. Spitzer: Hogrefe.
Bernstein DP, Arntz A, Vos Md (2007) Schema focused therapy in forensic settings: Theoretical model and recommendations for best clinical practice. International Journal of Forensic Mental Health 6(2): 169–183.
Bieri P (2012) Das Handwerk der Freiheit: über die Entdeckung des eigenen Willens. Carl Hanser Verlag GmbH Co KG.
Boetticher A (2009) Willensfreiheit und Schuldfähigkeit aus Sicht des Richters. Das Ich und sein Gehirn 111.
Boetticher A, Nedopil N, Bosinski HA et al. (2007) Mindestanforderungen für Schuldfähigkeitsgutachten. Forensische Psychiatrie, Psychologie, Kriminologie 1(1): 3–9.
Caspi A, Roberts BW (2001) Personality development across the life course: The argument for change and continuity. Psychological Inquiry 12(2): 49–66.
Cierpka M, Benecke C, von der Tann M et al. (2015) Neue Felder in der Operationalisierten Psychodynamischen Diagnostik. Psychotherapeut 60(5): 377–383.
Clarkin JF, Yeomans FE, Kernberg OF (1999) Psychotherapy for borderline personality. John Wiley & Sons Inc.
Cleckley H (1941) The mask of sanity; an attempt to reinterpret the so-called psychopathic personality. 1st Edition. C. V. Mosby.
Comings D, Gade-Andavolu R, Gonzalez N et al. (2000) A multivariate analysis of 59 candidate genes in personality traits: the temperament and character inventory. Clinical Genetics 58(5): 375–385.
Costa Jr PT, McCrae RR (1992) The five-factor model of personality and its relevance to personality disorders. Journal of Personality Disorders 6(4): 343–359.
Crawford MJ, Koldobsky N, Mulder R et al. (2011) Classifying personality disorder according to severity. Journal of Personality Disorders 25(3): 321–330.

Daffern M, Jones L, Shine J (2010) Offence paralleling behaviour: A case formulation approach to offender assessment and intervention (Vol. 48). John Wiley & Sons.

Dahlbender RW, Tritt K (2011) Einführung in die Operationalisierte Psychodynamische Diagnostik (OPD). Psychotherapie 16: 28–39.

de Tribolet-Hardy F, Lehner C, Habermeyer E (2015) Forensische Psychiatrie ohne Diagnosen. Forensische Psychiatrie, Psychologie, Kriminologie 9(3): 164–170.

Derschka H (2013) Die Viersäftelehre als Persönlichkeitstheorie: zur Weiterentwicklung eines antiken Konzepts im 12. Jahrhundert. Ostfildern: Thorbecke.

Dolan B, Evans C, Norton K (1995) Multiple axis-II diagnoses of personality disorder. The British Journal of Psychiatry 166(1): 107–112.

Douglas KS, Hart SD, Webster CD et al. (2014) Die Vorhersage von Gewalttaten mit dem HCR-20 V3. Benutzerhandbuch; deutsche Version: Institut für Forensische Psychiatrie Haina eV, IFPH.

Dreßing H, Sartorius A, Meyer-Lindenberg A (2007) Welche Bedeutung hat die neurobiologische Forschung für die forensische Psychiatrie? Forensische Psychiatrie, Psychologie, Kriminologie 1(4): 241–248.

Dudeck M (2021) Forensische Psychiatrie interdisziplinär. Stuttgart: Kohlhammer.

Dudeck M, Kopp D, Kuwert P et al. (2009) Die Prävalenz psychischer Erkrankungen bei Gefängnisinsassen mit Kurzzeitstrafe. Psychiatrische Praxis 36(05): 219–224.

Esquirol É (1838) Des maladies mentales considérées sous les rapports médical, hygiénique, et médico-légal (Vol. 1). Tircher.

Falkai P und Wittchen HU (2018) Diagnostisches und Statistisches Manual Psychischer Störungen DSM-5®. Göttingen: Hogrefe

Fazel S, Danesh J (2002) Serious mental disorder in 23 000 prisoners: a systematic review of 62 surveys. The Lancet 359(9306): 545–550.

Fiedler P (2018) Epidemiologie und Verlauf von Persönlichkeitsstörungen. Zeitschrift für Psychiatrie, Psychologie und Psychotherapie.

Gretenkord L (2002) Empirisch fundierte Prognoseerstellung im Maßregelvollzug nach § 63 StGB: EFP-63 (Hommers). Monatsschrift für Kriminologie und Strafrechtsreform 85(1): 75–77.

Habermeyer E (2004) Typische Fallstricke bei der Begutachtung von Persönlichkeitsstörungen. PTT-Persönlichkeitsstörungen: Theorie und Therapie 8(2): 85–92.

Hare RD (1980) A research scale for the assessment of psychopathy in criminal populations. Personality and Individual Differences 1(2): 111–119.

Hart SD, Sturmey P, Logan C et al. (2011) Forensic case formulation. International Journal of Forensic Mental Health 10(2): 118–126.

Hauser NC, Herpertz SC, Habermeyer E (2021) Das überarbeitete Konzept der Persönlichkeitsstörungen nach ICD-11: Neuerungen und mögliche Konsequenzen für die forensisch-psychiatrische Tätigkeit. Forensische Psychiatrie, Psychologie, Kriminologie: 1–9.

Hoff P (2005) Psychiatrische Diagnose heute-notwendiges Hilfsmittel oder stigmatisierendes Etikett? Schweizer Archiv für Neurologie und Psychiatrie 156(1): 4–12.

Hoff P, Stompe T, Schanda H (2010) Psychiatriehistorische und psychopathologische Aspekte der Debatte um den »freien Willen«: Ihre klinische und forensische Bedeutung. Wiener Schriftenreihe für forensische Psychiatrie: 113–127.

Klecha D, Bersier K, Beckley K et al. (2015) Anwendung der Schematherapie in der Forensik. Zeitschrift für Psychiatrie, Psychologie und Psychotherapie.

Kröber H (1995) Konzepte zur Beurteilung der »schweren anderen seelischen Abartigkeit«. Nervenarzt 66: 532–541.

Kropp PR, Hart SD (1997) Assessing risk of violence in wife assaulters: The Spousal Assault Risk Assessment Guide. In Webster C D and Jackson M A (Eds.), Impulsivity: Theory, assessment, and treatment. The Guilford Press: 302–325.

Lau S, Kröber H-L (2017) Störung des Sozialverhaltens als Vorlauf schizophrenen Erkrankens. Forensische Psychiatrie, Psychologie, Kriminologie 11(2): 111–117.

Lenzenweger MF, Lane MC, Loranger AW et al. (2007) DSM-IV personality disorders in the National Comorbidity Survey Replication. Biological Psychiatry 62(6): 553–564.

Leygraf N (1988) Psychiatrischer Maßregelvollzug: Epidemiologie und aktuelle Praxis Aktuelle Kernfragen in der Psychiatrie. Springer: 447–454.

Linehan MM, Kehrer CA (1993) Borderline personality disorder. Bulletin of the Menninger Clinic 51: 261–276.

Livesley WJ (1998) Suggestions for a framework for an empirically based classification of personality disorder. The Canadian Journal of Psychiatry 43(2): 137–147.

Livesley WJ (2001) Commentary on reconceptualizing personality disorder categories using trait dimensions. Journal of Personality 69(2): 253–276.

Lombroso C (1872) Genio e follia. Presso Gaetano Brigola editore.

McCann RA, Ball EM, Ivanoff A (2000) DBT with an inpatient forensic population: The CMHIP forensic model. Cognitive and Behavioral Practice 7(4): 447–456.

Mokros A (2013) PCL-R/PCL: SV–Psychopathy checklist-revised/psychopathy checklist: Screening version. Handbuch kriminalprognostischer Verfahren: 83–107.

Morel B-A (1857) Traite des degenerescences physiques, intellectuelles et morales de l'espece humaine et des causes qui produisent ces varietes maladives par le Docteur BA Morel: chez J.-B. Bailliere.

National Collaborating Centre for Mental Health (UK) (2010) Antisocial Personality Disorder: Treatment, Management and Prevention. Leicester (UK): British Psychological Society.

Nedopil N (1999) Ethische Grundsätze und Schwierigkeiten bei der psychiatrischen Begutachtung. Voitserger Manusktripte: 44–47.

Neyer FJ, Asendorpf JB (2018) Persönlichkeit in Alltag, Wissenschaft und Praxis Psychologie der Persönlichkeit. Springer: 1–22.

Pauen M, Roth G (2008) Freiheit, Schuld und Verantwortung. Grundzüge einer naturalistischen Theorie der Willensfreiheit; Edition Unseld. Frankfurt a. M.: Suhrkamp Verlag.

Perry JC (1993) Longitudinal studies of personality disorders. Journal of Personality Disorders.

Pfammatter M, Junghan UM, Tschacher W (2012) Allgemeine Wirkfaktoren der Psychotherapie: Konzepte, Widersprüche und eine Synthese. Psychotherapie 17(1): 17–31.

Pinel P (1809) Traité médico-philosophique sur laliénation mentale: J. Ant. Brosson.

Prichard JC (1835) Of the terminations of insanity. In Prichard JC (1835) A treatise on insanity and other disorders affecting the mind. Sherwood, Gilbert, and Piper: 126–155).

Querengässer J, Bulla J, Hoffmann K et al. (2017) Outcomeprädiktoren forensischer Suchtbehandlungen Teil II Zum Zusammenhang von personen- und nicht personenbezogenen Faktoren mit der Legalbewährung nach Entlassung aus einer Unterbringung nach § 64 StGB. Recht & Psychiatrie 35(3).

Renneberg B, Herpertz SC (2021) Persönlichkeitsstörungen. Göttingen: Hogrefe Verlag.

Rettenberger M, Eher R (2013) 21 SARA–Spousal Assault Risk Assessment Guide. Handbuch kriminalprognostischer Verfahren, 21289.

Rettenberger M, Gregório Hertz P, Eher R (2017) Die deutsche Version des Violence Risk Appraisal Guide-Revised (VRAG-R) (Vol. 8): DEU.

Roberts BW, DelVecchio WF (2000) The rank-order consistency of personality traits from childhood to old age: a quantitative review of longitudinal studies. Psychological Bulletin 126(1): 3.

Roth G (2006) Willensfreiheit und Schuldfähigkeit aus Sicht der Hirnforschung. Das Gehirn und seine Freiheit. Beiträge zur neurowissenschaftlichen Grundlegung der Philosophie 2: 9–28.

Samuel DB, Widiger TA (2008) A meta-analytic review of the relationships between the five-factor model and DSM-IV-TR personality disorders: A facet level analysis. Clinical Psychology Review 28(8): 1326–1342.

Saß H, Habermeyer E (2007) Die Begutachtung von Persönlichkeitsstörungen aus psychopathologischer Sicht. Forensische Psychiatrie, Psychologie, Kriminologie 1(2): 156–161.

Saulsman LM, Page AC (2004) The five-factor model and personality disorder empirical literature: A meta-analytic review. Clinical Psychology Review 23(8): 1055–1085.

Schalast N, Frey M, Boateng S et al. (2016) Persönlichkeitsstörungen–unterdiagostiziert bei Patienten des Maßregelvollzugs gemäß § 64 StGB? 1. Sucht.

Schalast N, Kösters C, Demmerling R et al. (2011) Drei prognostisch und therapeutisch relevante Gruppen alkoholabhängiger Patienten im Maßregelvollzug gemäß § 64 StGB. Psychiatrische Praxis 38(01): 31–37.

Schalast N, Mushoff S, Demmerling R (2004) Alkoholabhängige Patienten im Maßregelvollzug gemäß 64 StGB. Zwischenbericht für die Deutsche Forschungsgemeinschaft DFG-Projekt Scha 773/2–1, Landschaftsverband Rheinland, Rheinische Kliniken Essen, Institut für Forensische Psychiatrie der Universität Duisburg-Essen, Postfach, Essen.

Schneider W, Benecke C, De La Parra G et al. (2018) Operationalisierte Psychodynamische Diagnostik. Psychotherapeut 63(5): 373–380.

Schneider W, Freyberger H (1994) Diagnostik nach ICD-10: Möglichkeiten und Grenzen für die Psychotherapie und Psychosomatik. Psychotherapeut (Berlin) 39(4): 269–275.

Schreiber H-L (2006) Ist der Mensch für sein Verhalten rechtlich verantwortlich? HUMANIORA Medizin—Recht—Geschichte. Springer: 1069–1078.

Schumann V (1983) Psychisch kranke Rechtsbrecher im Maßregelvollzug: eine Querschnittsuntersuchung im WLK Eickelborn. Medizinische Dissertation, Münster.

Seifert D, Leygraf N (1997) Development of forensic psychiatry (section 63 StGB) in North-Rhine-Westphalia. Comparison of the current situation with introduction of the forensic psychiatry regulation (MRVG-NW) 10 years ago. Psychiatrische Praxis 24(5): 237–244.

Simonsen S, Bateman A, Bohus M et al. (2019) European guidelines for personality disorders: past, present and future. Borderline personality disorder and emotion dysregulation 6(1): 1–10.

Skodol AE, Gunderson JG, Shea MT et al. (2005) The collaborative longitudinal personality disorders study (CLPS): Overview and implications. Journal of Personality Disorders 19(5): 487–504.

Spearing C, Wasteney V, Morgan P (2010) Offenders with severe personality disorder and ›Lifestyle Paralleling Behaviours‹. Offence Paralleling Behaviour: A Case Formulation Approach to Offender Assessment and Intervention: 261–273.

Steinböck H (1999) Tendenzen der Einweisungspraxis von Sexualstraftätern im Maßregelvollzug des Bezirkskrankenhauses Haar. SEXUOLOGIE-STUTTGART 6: 106–118.

Terracciano A, Costa Jr PT, McCrae RR (2006) Personality plasticity after age 30. Personality and social psychology bulletin 32(8): 999–1009.

Tyrer P, Mitchard S, Methuen C et al. (2003) Treatment rejecting and treatment seeking personality disorders: Type R and Type S. Journal of Personality Disorders 17(3): 263–268.

Verheul R, Widiger TA (2004) A meta-analysis of the prevalence and usage of the personality disorder not otherwise specified (PDNOS) diagnosis. Journal of Personality Disorders 18(4): 309–319.

Ware A, Wilson C, Tapp J et al. (2016) Mentalisation-based therapy (MBT) in a high-secure hospital setting: Expert by experience feedback on participation. The Journal of Forensic Psychiatry & Psychology 27(5): 722–744.

Weltgesundheitsorganisation (WHO) (2021) ICD-11 for Mortality and Morbidity Statistics – Beta Version. Retrieved from ICD-11 for Mortality and Morbidity Statistics.

WHO (1993) The ICD-10 classification of mental and behavioural disorders: diagnostic criteria for research (Vol. 2): World Health Organization.

Wottawa H, Hossiep R (1997) Anwendungsfelder psychologischer Diagnostik. Hogrefe Verlag.

Young JE (2002) Schema-focused therapy for personality disorder. Cognitive behaviour therapy: A guide for the practising clinician: 201–222.

Yundina E, Tippelt S, Nedopil N (2013) 23 ILRV–Die Integrierte Liste der Risikovariablen. Handbuch kriminalprognostischer Verfahren: 23311.

Zanarini MC, Frankenburg FR, Reich DB et al. (2010a) The 10-year course of psychosocial functioning among patients with borderline personality disorder and axis II comparison subjects. Acta Psychiatrica Scandinavica 122(2): 103–109.

Zanarini MC, Frankenburg FR, Reich DB et al. (2010b) Time to attainment of recovery from borderline personality disorder and stability of recovery: A 10-year prospective follow-up study. American Journal of Psychiatry 167(6): 663–667.

Zimmermann J, Brakemeier E-L, Benecke C (2015) Alternatives DSM-5-Modell zur Klassifikation von Persönlichkeitsstörungen. Psychotherapeut 60(4): 269–279.

4 Die juristische Perspektive – Zur Bedeutung von Persönlichkeitsstörungen im Vollstreckungsverfahren

Jacqueline Kempfer

Das Strafvollstreckungsverfahren, das sich an eine rechtskräftige Sachentscheidung anschließt, umfasst eine Vielzahl möglicher gerichtlicher Entscheidungen. Geht es bspw. um die Aussetzung der Vollstreckung des Restes von Freiheitsstrafen oder angeordneter Maßregeln der Besserung und Sicherung zur Bewährung, um die Erledigung einer Maßregel oder gar Entscheidungen über anzubietende Behandlungsmaßnahmen, ist das Strafvollstreckungsgericht oftmals mit Tatsachenfragen befasst, für deren Beantwortung es die sachverständige Hilfe der forensischen Psychiatrie oder Psychologie in Anspruch nehmen muss.

Dabei werden gerade die mit Diagnose und Behandlung von Persönlichkeitsstörungen verbundenen Schwierigkeiten und wissenschaftlichen Debatten mitunter in das Vollstreckungsverfahren hineingetragen.

Der folgende Beitrag befasst sich unter Berücksichtigung von Ausgangspunkt und Erkenntnisquellen des Vollstreckungsverfahrens mit der Bewertung von Persönlichkeitsstörungen im Rahmen von Gefahrenprognosen, der Verfahrensweise bei diagnostischen Abweichungen zwischen Erkenntnis- und Vollstreckungsverfahren einschließlich der möglichen Erledigungsentscheidungen und geht abschließend auf die Besonderheiten bei vollstreckungsrechtlichen Entscheidungen über die weitere Behandlung ein.

4.1 Ausgangspunkt und Erkenntnisquellen

Grundlage und Ausgangspunkt des Vollstreckungsverfahrens ist das rechtskräftige Urteil. Wurde in ihm eine Unterbringung in einem psychiatrischen Krankenhaus nach § 63 StGB, in einer Entziehungsanstalt nach § 64 StGB oder in der Sicherungsverwahrung nach § 66 StGB angeordnet, muss es sich auch zu den entsprechenden Anordnungsvoraussetzungen (z. B. für eine Maßregel nach § 63 StGB dem Zustand der Schuldunfähigkeit oder verminderten Schuldfähigkeit gem. §§ 20, 21 StGB und der Prognose erheblicher, rechtswidriger Taten) verhalten. Zwingend war im Hauptverfahren ein Sachverständiger über den Zustand des Angeklagten bzw. im Sicherungsverfahren des Beschuldigten und seine Behandlungsaussichten zu vernehmen (§ 246a Abs. 1 StPO). In aller Regel befindet sich dann ein schriftlich-vorbereitendes Gutachten des forensischen Sachverständigen bei den Akten. Bei Urteilen, die auf Verhängung einer – insbesondere unbedingten und langjährigen – Freiheitsstrafe lauten, ergeben sich aus der Begründung des Urteils und den ggf. schriftlich vorliegenden Sachverständigengutachten ebenfalls oftmals sachverständige Ausführungen, wenn die Schuldfähigkeit des Angeklagten zu überprüfen war oder die Anordnung einer Maßregel aufgrund zwischenzeitlicher Erkenntnisse in Betracht zu kommen schien.

Neben dem Urteil des Ausgangsverfahrens und ggf. vorhandener schriftlicher Gutachten sind weitere Erkenntnisquellen für das Vollstreckungsgericht die jeweils aktuellen Berichte der Justiz- oder Maßregelvollzugsanstalt, die mündliche Anhörung des Verurteilten bzw. Untergebrachten und die teilweise gesetzlich vorgeschriebene, teilweise im durch das Aufklärungsinteresse begrenzten Ermessen des Gerichts stehende Einholung forensisch-psychiatrischer oder (rechts)psychologischer Sachverständigengutachten im Vollstreckungsverfahren.

4.2 Persönlichkeitsstörungen im Rahmen der Gefahrenprognose

Wurde im Hauptverfahren mit sachverständiger Hilfe bei dem Angeklagten eine Persönlichkeitsstörung diagnostiziert, spielt deren Behandlung und Entwicklung, mithin der weitere Verlauf der Störung, auch bei den dem Anlassurteil nachfolgenden Vollstreckungsentscheidungen eine Rolle. Denn wenn die Störung im erstinstanzlichen Urteil als (Mit)Ursache für die Anlasstat gewertet wurde, muss sich das Vollstreckungsgericht bei nahezu jeder anstehenden Entscheidung – meist im Rahmen der Gefahrenprognose – mit der Frage auseinandersetzen, welches Gewicht der diagnostizierten Störung unter Beachtung des Vollzugsverlaufs, einer möglichen Behandlung und der weiteren Entwicklung des Untergebrachten bzw. Verurteilten beizumessen ist.

Derartige Prognoseüberlegungen sind bspw. anzustellen bei der Aussetzung des Restes der Vollstreckung einer zeitigen und lebenslangen Freiheitsstrafe (§ 57 Abs. 1, § 57a Abs. 1 StGB) und bei der Aussetzung der Vollstreckung der Unterbringung in einem psychiatrischen Krankenhaus nach § 63 StGB, in einer Entziehungsanstalt nach § 64 StGB oder in der Sicherungsverwahrung nach § 66 StGB zur Bewährung (§ 67d Abs. 2 Satz 1 StGB). Für die Gefährlichkeitsprognose ist eine integrative Betrachtung vorzunehmen, bei der die Art der bei einem Rückfall zu erwartenden Taten und das Gewicht der betroffenen Rechtsgüter, die Rückfallgeschwindigkeit, -häufigkeit sowie -wahrscheinlichkeit zur Dauer der Freiheitsentziehung ins Verhältnis zu setzen sind (Boetticher et al. 2019, S. 565 f.). In der beispielhaften Aufzählung derjenigen Umstände, die bei der Entscheidung zu berücksichtigen sind, nennt § 57 Abs. 1 Satz 2 StGB u. a. explizit die »Persönlichkeit der verurteilten Person« und die »Umstände ihrer Tat« als relevante Kriterien, so dass eine bekannte Persönlichkeitsstörung in jedem Fall in die Abwägung einzustellen ist.

Besteht die im Anlassurteil beschriebene Persönlichkeitsstörung, der ein maßgebliches Gewicht bei der Begehung der Anlasstat zugeschrieben wurde, im Vollzugsverlauf, z. B. wegen Verweigerung der Teilnahme an Behandlungsmaßnahmen im Strafvollzug, fort, wird es ohne gravierende

Änderung anderer Lebensumstände kaum möglich sein, eine positive Legalprognose zu begründen. Ergibt sich hingegen aus den Behandlungsberichten, z. B. einer sozialtherapeutischen Vollzugsanstalt, dass ein Verurteilter an auf seine Störung zugeschnittenen Behandlungsmaßnahmen teilgenommen hat und sein im Vollzug und ggf. in Lockerungsmaßnahmen beobachtetes, deliktrelevantes Verhalten eine überdauernde und konkret beschreibbare Änderung erfahren hat (z. B. Verringerung impulsiv-aggressiver Reaktionen auf Frustrationserleben, die nach dem Anlassurteil mitursächlich für Körperverletzungsdelikte waren), kann der Vergleich zwischen prä- und postdeliktischer Bedeutung der Störung derart günstig ausfallen, dass in der Gesamtschau eine Aussetzungsentscheidung vertretbar erscheint.

Wesentlich ist dabei für das Vollstreckungsgericht, dass die Vollzugsanstalt ihre Ausführungen zur Persönlichkeitsstörung – insbesondere, wenn es um Dissozialität geht – nicht allein an die im Anlassurteil beschriebene Diagnose und die dort abgeurteilten Taten anknüpft, sondern konkrete Verhaltensbeispiele aus dem Vollzugsalltag benennt, an denen sich ein Fortbestehen oder eine Veränderung der Auswirkungen der Störung festmachen lässt. Das Fortwirken einer dissozialen Persönlichkeitsstörung könnte bspw. in der Haft zutage treten durch Manipulation von Mitverurteilten und Ausspielen von Behandlungspersonal gegeneinander, durch Austesten und Überschreiten von Regeln, durch permanente Rechtfertigung, Externalisierung und Bagatellisierung eigenen Verhaltens, Geschäfte mit anderen Mitgefangenen sowie Konsum unerlaubter Substanzen.

Die besondere Problematik von Persönlichkeitsstörungen liegt dabei zum einen bereits in ihrer Natur: Als tief verwurzelte, anhaltende Verhaltensmuster, die sich in starren Reaktionen auf unterschiedliche persönliche und soziale Lebenslagen zeigen, die meistens stabil sind und sich auf vielfältige Bereiche des Verhaltens und der psychologischen Funktionen beziehen (vgl. ICD-10), sind sie bereits der Sache nach einer Behandlung und Veränderung schwerer zugänglich als andere psychodynamische Deliktfaktoren. Gerade bei verhältnismäßig kurzen Haftdauern und nur unspezifischen Behandlungsprogrammen wird deshalb eine Veränderung kaum zu erwarten sein.

Zum anderen stellt sich gerade bei langjährig Inhaftierten und Untergebrachten im Tatsächlichen die Frage, ob ein Fortbestehen der (zumeist dissozialen) Persönlichkeitsstörung mit deliktrelevantem Schweregrad angesichts der auch altersbedingten Einstellungs- und Verhaltensänderungen und der nur eingeschränkt beurteilbaren Verhaltensweisen im intramuralen Setting überhaupt noch hinreichend sicher zu diagnostizieren ist. Ob bspw. ein unauffälliger Vollzugsverlauf für ein Aufweichen der im Lebenslängsschnitt zu beurteilenden Dissozialität spricht, oder ob es sich lediglich um intramurale Anpassung oder um Alterungsprozesse handelt, wird bereits von den beteiligten Vollzugsmitarbeitern und Sachverständigen oftmals unterschiedlich bewertet.

4.3 Diagnostische Abweichungen zwischen Erkenntnis- und Vollstreckungsverfahren

Bei der Beschreibung von Art, Ausmaß und Wirkungen eines psychopathologischen Zustandsbildes – etwa einer diagnostizierten Persönlichkeitsstörung – handelt es sich um Tatsachen, die nicht von der Rechtskraft des Anlassurteils erfasst sind (OLG Zweibrücken, Beschluss vom 11.12. 2018–1 Ws 266/17, juris Rn. 7). Die tatsächlichen Feststellungen des Urteils sind zwar für die im Vollstreckungsverfahren zu treffenden Prognoseentscheidungen grundsätzlich bindend – z. B. die Feststellungen zur Motivlage des Täters –, ergänzende Erkenntnisse, die sich allein im Fortschreiten des Vollzugsverlaufs ergeben, müssen jedoch berücksichtigt werden (Boetticher et al. 2019). Deshalb kann es im Vollstreckungsverfahren dazu kommen, dass Art, Ausmaß und Wirkung eines psychopathologischen Zustandsbildes von den Behandlern in der Vollzugseinrichtung oder einem weiteren Sachverständigen anders beurteilt werden als noch im Zeitpunkt der Anlassverurteilung. Maßgebend für das Vollstreckungsverfahren ist stets der Zustand des Verurteilten oder Untergebrachten im Zeitpunkt der zu treffenden Entscheidung.

Unproblematisch sind solche Abweichungen stets dann, wenn es sich lediglich um diagnostische Abweichungen ohne Prognoserelevanz handelt, z. B. dieselben psychopathologischen Symptome, die im Anlassurteil beschrieben wurden, unverändert fortbestehen und nunmehr lediglich anders klassifiziert werden. Gleiches gilt, wenn etwa bei einer kombinierten Persönlichkeitsstörung die Merkmale der anteiligen spezifischen Störungsbilder nach längerer Beobachtung im Vollzugsverlauf graduell anders beurteilt werden. Wesentlich ist stets, dass es sich weiterhin um dieselbe Defektquelle handelt, die im Anlassurteil die ggf. angenommene Einschränkung der Schuldfähigkeit und die Gefährlichkeit des Täters begründet hat.

Ebenso unproblematisch ist es aus vollstreckungsrechtlicher Sicht, wenn erstmals im Vollzug eine Persönlichkeitsstörung diagnostiziert wird; im Maßregelvollzug gilt dies jedenfalls dann, wenn sie zusätzlich zu der unverändert bestehenden und den Zustand nach §§ 20, 21 StGB und die Gefährlichkeit des Täters begründenden Diagnose des Ausgangsverfahrens hinzutritt. Wie in jedem Vollstreckungsverfahren hat sich das Vollstreckungsgericht damit unter dem Aspekt der Prognoserelevanz zu befassen, d. h. die neue, zusätzliche Diagnose einer Persönlichkeitsstörung ist in ihrer Bedeutung als ggf. prognoserelevanter Faktor zu beachten und in die Abwägung bei der Entscheidung einzustellen. Erhöht die im Vollzugsverlauf neu erkannte Persönlichkeitsstörung die Gefahr, dass der Verurteilte bzw. Untergebrachte nach seiner Entlassung erneut Straftaten begehen wird, kann dies zur Versagung einer Aussetzung oder zur umfangreicheren Ausgestaltung der mit einer Aussetzungs- oder Führungsaufsichtsentscheidung angeordneten Weisungen führen.

4.4 Erledigungsentscheidungen

Bei Abweichungen von Befunden und Bewertungen im Erkenntnis- und Vollstreckungsverfahren, die über die soeben genannten hinausgehen, kommt wegen Wegfalls der Anordnungsvoraussetzungen eine Erledigung der angeordneten Maßregel in Betracht. Auch kann aus Gründen der Verhältnismäßigkeit eine Erledigungsentscheidung ergehen.

4.4.1 Erledigung bei Wegfall der Anordnungsvoraussetzungen

Als besonders schwierig erweisen sich im Vollstreckungsverfahren Fallkonstellationen, in denen Hinweise darauf gegeben sind, dass die Voraussetzungen der Maßregel der Unterbringung in einem psychiatrischen Krankenhaus nicht mehr vorliegen (§ 67d Abs. 6 Satz 1, 1. Alt. StGB).

Eine Erledigung der angeordneten Maßregel ist dann auszusprechen, wenn das Gericht nach Beginn der Vollstreckung – zumeist veranlasst durch entsprechende Berichte der Maßregelvollzugsklinik und gestützt auf zur weiteren Aufklärung eingeholte Sachverständigengutachten – zweifelsfrei feststellt, dass der Zustand, aufgrund dessen im Anlassurteil die Unterbringung erfolgt ist, von Anfang an nicht bestand (tatsächliche Fehleinweisung) oder dieser oder die von § 63 StGB vorausgesetzte Gefährlichkeit jedenfalls zum Entscheidungszeitpunkt im Vollstreckungsverfahren nicht (mehr) vorliegen. Die Unterbringung muss auf einer fehlerhaften Tatsachengrundlage (»tatsächliche Irrtümer«, z.B. durch Fehldiagnose oder Simulation) beruhen, wohingegen rechtskräftig gewordene Unterbringungsanordnungen, die ausschließlich durch eine fehlerhafte Rechtsanwendung des Tatgerichts veranlasst sind (»rechtliche Irrtümer«, z.B. durch fehlerhafte Subsumtion unter die Eingangsmerkmale des § 20 StGB), einer Erledigungsentscheidung nach überwiegender Auffassung nicht zugänglich sind (BVerfG, Beschluss vom 19.10.2006–2 BvR 1486/06, NStZ-RR 2007, 29 f.; OLG Zweibrücken, Beschluss vom 11.12.2018–1 Ws 266/17, juris Rn. 7; OLG Frankfurt, Beschluss vom 22.10.2002–3 Ws 557/02, RuP 2003, 108 ff.).

Dabei sind in der Praxis folgende Fallgruppen von besonderem Interesse:

a) Wurde im Erkenntnisverfahren eine Persönlichkeitsstörung von einem solchen Schweregrad diagnostiziert, dass das Tatgericht sie als schwere andere seelische Störung bewertet und eine Unterbringung nach § 63

StGB angeordnet hat, gelangen aber Klinik oder neue Sachverständige zu einer anderen Einschätzung, so sieht sich das Gericht im Vollstreckungsverfahren mitunter mit einer schwierigen Entscheidungslage konfrontiert. Aus Sicht des Vollstreckungsgerichts kommt hier – stärker als bei anderen Zustandsbildern – zum Tragen, dass auch unter Zugrundelegung derselben Anknüpfungstatsachen die Bewertungen der beteiligten forensisch-psychiatrischen und rechtspsychologischen Sachverständigen häufig in Abhängigkeit von Erfahrung und klinischem Hintergrund der Beurteiler sehr stark variieren können. Dies betrifft sowohl bereits die diagnostische Einschätzung der einzelnen allgemeinen und spezifischen Merkmale zum Vorliegen einer Persönlichkeitsstörung als auch die Bewertung, dass nicht mehr lediglich von einer Akzentuierung, sondern von einer Störung zu sprechen ist und wie schwer diese ausgeprägt ist. Es bedarf dann oftmals intensiver mündlicher Erörterungen in Anwesenheit aller Beteiligten, damit das Vollstreckungsgericht den fachlichen Dissens erfassen, nachvollziehen und daraufhin überprüfen kann, ob dies in der rechtlichen Bewertung zu einem zweifelsfreien Wegfall der Anordnungsvoraussetzungen der Maßregel führt.

Aus der Vielzahl der dazu ergangenen obergerichtlichen Entscheidungen ergibt sich, dass insbesondere die Schwerebeurteilung bei einer im Raum stehenden dissozialen Persönlichkeitsstörung immer wieder Probleme bereitet (vgl. OLG Braunschweig, Beschluss vom 11.04. 2017–1 Ws 66/17, RuP 2017, 190 (Leitsatz), juris Rn. 22; mit Anm. Braasch, jurisPR-StrafR 15/2017 Anm. 4). Gleiches gilt für Täter von Sexualdelikten, bei denen im Anlassverfahren eine eingeschränkte Steuerungsfähigkeit wegen des Zusammenwirkens einer Persönlichkeitsstörung mit einer Paraphilie angenommen wurde, sich im Vollstreckungsverfahren aber die Persönlichkeitsstörung als fraglich erweist (vgl. OLG Zweibrücken, Beschluss vom 11.12.2018–1 Ws 266/17, juris Rn. 8).

b) Eine weitere Gruppe bilden die Fälle, in denen die diagnostische Einschätzung einer Störung im Vollstreckungsverfahren in einem solche Maße von der im Erkenntnisverfahren abweicht, dass ein Wechsel der Defektquelle in Betracht kommt. Dies betrifft z. B. den Fall, in dem eine zunächst diagnostizierte paranoide Schizophrenie, die als krankhafte seelische Störung zu bewerten war, nunmehr als paranoide Persönlichkeitsstörung, mithin als schwere andere seelische Störung, diagnostiziert wird. Hier muss mit sachverständiger Hilfe geklärt werden, ob die der Anlasstat zugrunde liegende Defektquelle unverändert fortbesteht. Dies ist dann anzunehmen, wenn sich aufgrund des Behandlungsverlaufs lediglich eine andere Diagnose der ursprünglich festgestellten Erkrankung ergeben hat, oder die anfänglich diagnostizierte Störung sich als Krankheitsphase darstellt, die in die aktuelle Erkrankung übergegangen ist. Hier kommt eine Erledigung nicht in Betracht (vgl. HansOLG Bremen, Beschluss vom 21.05.2019–1 Ws 45/19, StV 2020, 523 ff., juris Rn. 18 f.). Anders zu beurteilen sind hingegen Fälle, in denen der Anlassdefekt in Wegfall geraten ist, zwischenzeitlich aber eine (weitere) psychische Erkrankung aufgetreten ist, die zwar als solche behandlungsbedürftig sein mag, jedoch mangels Wechselwirkung oder additiven Effektes mit dem der Unterbringung zugrunde liegenden Zustand als andere Defektquelle einzuordnen ist (vgl. OLG München, Beschluss vom 30.03.2016–1 Ws 160/16, juris Rn. 61).

c) Schließlich kann bei Persönlichkeitsstörungen ein spezifischer Erledigungsgrund auch daraus folgen, dass sich im Vollstreckungsverfahren ergibt, dass den als andere seelische Störung einzuordnenden Auffälligkeiten der hinreichende tatsächliche Schweregrad fehlt, der Voraussetzung für eine Unterbringung nach § 63 StGB war (vgl. OLG Nürnberg, Beschluss vom 08.11.2017–2 Ws 549/17, StV 2018, 376, juris Rn. 79). Die Abgrenzung, ob es sich um eine tatsächliche Abweichung handelt (Beurteilung der Störung als »schwer«), oder um einen nicht durch die Erledigung zu korrigierenden Rechtsfehler des Anlassverfahrens (Annahme als »schwer« i. S. d. Eingangsmerkmals des § 20 StGB), erweist sich mitunter als schwierig (vgl. OLG Nürnberg, Beschluss vom 08.11.2017–2 Ws 549/17, StV 2018, 376, juris Rn. 80; OLG Braunschweig, Beschluss vom 24.09.2014–1 Ws 206/12, RuP 2015, 58 (Leitsatz), juris Rn. 51 f.).

4.4.2 Erledigung aus Gründen der Verhältnismäßigkeit

Nach § 67d Abs. 6 Satz 1, 2. Alt. StGB muss das Vollstreckungsgericht die Unterbringung im psychiatrischen Krankenhaus auch dann für erledigt erklären, wenn die weitere Unterbringung unverhältnismäßig wäre. Für eine Unterbringung nach sechs bzw. zehn Jahren hat der Gesetzgeber weitere spezifische Verhältnismäßigkeitsregelungen in § 67d Abs. 6 Satz 2 und 3 i. V. m. Abs. 3 Satz 1 StGB getroffen. Eine Fortdauer der Unterbringung über diese Fristen hinaus setzt die Überzeugung des Gerichts voraus, dass die gesetzliche Vermutung der Ungefährlichkeit widerlegt und der Untergebrachte weiterhin, und zwar in gesteigertem Maße, gefährlich ist (Boetticher et al. 2019, S. 567). Die Anforderungen an die weitere Unterbringung werden zum einen dadurch erhöht, dass die prognoserelevanten Straftaten einen erhöhten Schweregrad aufweisen müssen; zum anderen begründet die Negativformulierung »wenn nicht die Gefahr besteht« ein gegenüber § 67d Abs. 2 Satz 1 StGB umgekehrtes Regel-Ausnahme-Verhältnis dergestalt, dass nicht etwa die Erledigung der Maßregel von einer positiven Prognose abhängt, sondern die Fortsetzung der Unterbringung von einer entsprechenden negativen Prognose (Boetticher et al. 2019, S. 567; OLG Karlsruhe, Beschluss vom 05.09.2017-2 Ws 251/17, RuP 2018, 47 ff., juris Rn. 29; OLG Hamm, Beschluss vom 29.06.2017-4 Ws 408/16, RuP 2017, 254 ff., juris Rn. 18).

Der Umstand, dass der Maßregelanordnung eine Persönlichkeitsstörung zugrunde liegt, wirkt sich dabei allenfalls indirekt aus. So finden sich nach der Erfahrung des Vollstreckungsgerichts einerseits unter den langjährig Untergebrachten, für die eine Erledigung aus Gründen der Verhältnismäßigkeit in Betracht kommt, neben bspw. an therapieresistenten Psychosen Erkrankten eine große Anzahl Untergebrachter, deren Anlassdiagnose eine Persönlichkeitsstörung ist. Als Grund vermutet werden darf die den Persönlichkeitsstörungen eigene längere Behandlungsdauer, aber auch Unterbringungsverläufe, die aufgrund zumeist dissozialer Verhaltensweisen von Rückstufungen im Lockerungsverlauf geprägt sind. Trotz des Fortbestehens der Persönlichkeitsstörung, die im Regelfall eine ungünstige Prognose begründet, kann hier u. U. die nicht hinreichende Schwere der zu erwartenden Taten gleichwohl zu einer Erledigungsentscheidung führen. Das Vollstreckungsgericht muss dann besonderes Augenmerk darauf richten, ob und wie dem bestehenden Restrisiko, das aus rechtlichen Gründen einzugehen ist, mit entsprechenden Weisungen im Rahmen der Führungsaufsicht begegnet werden kann.

4.4.3 Erledigung bei Unterbringung in der Sicherungsverwahrung

Für in der Sicherungsverwahrung Untergebrachte, die mindestens eine ihrer Anlasstaten nach dem 1. Juni 2013 begangen haben, findet sich eine vergleichbare Regelung in § 67d Abs. 3 Satz 1 StGB. Hiernach hat das Vollstreckungsgericht die Maßregel für erledigt zu erklären, wenn zehn Jahre der Unterbringung in der Sicherungsverwahrung vollzogen sind und nicht die Gefahr besteht, dass der Untergebrachte erhebliche Straftaten begehen wird, durch welche die Opfer seelisch oder körperlich schwer geschädigt werden.

Unter den in der Sicherungsverwahrung Untergebrachten gibt es eine kleine Gruppe, für die es besonders relevant sein kann, ob im Erkenntnis- oder den nachfolgenden Vollstreckungsverfahren eine psychische Störung – in dieser Klientel zumeist eine Persönlichkeitsstörung – diagnostiziert wurde. Für diese sog. »Altfälle«, in denen die Taten ausschließlich vor dem 31. Januar 1998 und damit zu einem Zeitpunkt begangen wurden, als die Dauer der ersten Unterbringung in der Sicherungsverwahrung noch auf zehn Jahre befristet war, darf die Fortdauer über zehn Jahre hinaus nur unter den besonderen Voraussetzungen des Art. 316f Abs. 2 Satz 2 EGStGB angeordnet werden. Sie ist nur zulässig, wenn beim Betroffenen eine psychische Störung vorliegt und aus den konkreten Umständen in seiner Person oder seinem Verhalten eine hochgradige Gefahr abzuleiten ist, dass er infolge dieser Störung schwerste Gewalt- und Sexualstraftaten begehen wird. Gleiches gilt nach Art. 316f Abs. 2 Satz 2 EGStGB für eine weitere Gruppe Sicherungsverwahrter unabhängig vom Zeitpunkt der Anlasstat, wenn es um die Fortdauer einer nachträglichen Sicherungsverwahrung geht, die nicht nach der Erledigung der Unterbringung in einem psychiatrischen Krankenhaus angeordnet wurde.

Bei dem Begriff der psychischen Störung handelt es sich um einen unbestimmten Rechtsbegriff, der die gleichlautende Formulierung aus § 1 ThUG aufgreift. Er knüpft einerseits an die Rechtsprechung des EGMR zu Art. 5 Abs. 1 Satz 2 lit. e EMRK an (vgl. BVerfG, Urteil vom 04.05.2011–2 BvR 2365/09, BVerfGE 128, 326, 396 f.) und lehnt sich andererseits an die Begriffswahl der internationalen Klassifikationssysteme (ICD-10, DSM-5) an, deren Diagnosen einen klinisch erkennbaren Komplex von Symptomen oder Verhaltensauffälligkeiten voraussetzen, die mit Belastungen oder Beeinträchtigungen auf der individuellen und oft auch der sozialen Ebene verbunden sind. Während danach soziale Abweichungen oder Konflikte ohne Beeinträchtigung der Persönlichkeit nicht ausreichen sollen, können sich spezifische Störungen der Person, des Verhaltens, der Sexualpräferenz und der Impuls- oder Triebkontrolle als psychische Störungen darstellen. Dies gilt insbesondere für die dissoziale Persönlichkeitsstörung und sexuelle Störungen wie Pädophilie oder Sadomasochismus (vgl. BT-Drs. 17/3403, S. 53 f.; BT-Drs. 17/9874 S. 31). Der Begriff der psychischen Störung ist indes mit den forensischen Kategorisierungen nicht deckungsgleich; das Vorliegen einer »psychischen Störung« ist deshalb von den Gerichten eigenständig zu prüfen. In den Fällen einer dissozialen Persönlichkeitsstörung kommt es dabei entscheidend auf den Grad der objektiven Beeinträchtigung der Lebensführung in sozialer und ethischer Hinsicht an, ohne dass diese zu einer Verminderung der Schuldfähigkeit i. S. d. §§ 20, 21 StGB führen muss. Es ist jedoch die psychische Störung, welche die besondere Gefährlichkeit des Verurteilten bedingt und sich auch aktuell auf diese Gefährlichkeit auswirken muss (vgl. KG Berlin, Beschluss vom 04.03.2015–2 Ws 27/15, juris Rn. 9 ff.; OLG Karlsruhe, Beschluss vom 14.01.2014–2 Ws 284/13, juris Rn. 20 ff.). Ob dabei der Rechtsprechung des EGMR folgend eine dissoziale Persönlichkeitsstörung allein für ausreichend i. S. d. Art. 5 Abs. 1 Satz 2 lit. e EMRK angesehen werden kann, sofern nicht zusätzliche Aspekte wie z. B. eine Verstärkung der Auswirkungen der Störung durch Alkoholmissbrauch hinzutreten, erscheint zunehmend zweifelhaft (vgl. EGMR, Urteil vom 02.06.2016–6281/13, juris Rn. 76 ff.).

Bei Sicherungsverwahrten dieser beiden Gruppen sind deshalb im Vollstreckungsverfahren besonders intensive Überprüfungen gefordert, in denen es um Diagnosen in z. T. jahrzehntelang zurückliegenden Anlassurteilen und Sachverständigengutachten geht. Oftmals müssen zudem Widersprüche zwischen den bei langem Vollstreckungsverlauf u. U. zahlreichen Gutachten – ab einer Dauer der Unterbringung von zehn Jahren in der Sicherungsverwahrung ist in jedem neuen Vollstreckungsverfahren, d. h. nach § 67e Abs. 2 StGB alle neun Monate, ein Gutachten einzuholen (§ 463 Abs. 3 Satz 3, § 454 Abs. 2 StPO) – aufgeklärt werden. Steht die Annahme einer Persönlichkeitsstörung im Raum, stellt sich einerseits die Frage, ob die oftmals lang zurückliegende Diagnose lege artis gestellt worden ist, andererseits aber auch das Problem, ob eine solche Störung auch im aktuellen Entscheidungszeitpunkt unter Beachtung der zwischenzeitlichen Alterungsprozesse und des intramural beschränkten Verhaltensrepertoires noch festgestellt werden kann. In den mündlichen Erörterungen stehen oftmals jedes einzelne Item eines eingesetzten Bewertungsbogens, die einzelnen allgemeinen und speziellen Merkmale der möglichen Störung nach den Klassifikationssystemen und insbesondere der mögliche Schweregrad und die aktuellen Auswirkungen auf den Untergebrachten und sein Verhalten zur Diskussion.

4.5 Behandlungsprognose und Behandlungsmaßnahmen

In der überwiegenden Anzahl der Vollstreckungsverfahren ist das Gericht nur am Rande mit Fragen der Behandlungsprognose und der Geeignetheit angebotener Therapiemaßnahmen befasst. Berührungspunkte können sich ergeben, wenn eine mögliche Aussetzung der Vollstreckung einer Freiheitsstrafe oder Maßregel u. a. davon abhängt, ob ein Behandlungsstand erreicht ist, für den es geeignete und ausreichende Behandlungsmöglichkeiten auch außerhalb des stationären Settings gibt. Gleiches gilt, wenn es um die Frage notwendiger Behandlungsmaßnahmen zur Vorbereitung einer ggf. aus Verhältnismäßigkeitsgründen anstehenden Entlassung geht. Für das Vollstreckungsgericht ist dabei eine Kenntnis der verschiedenen ambulanten Nachsorgesysteme der eigenen Region unerlässlich. Die Erfahrung zeigt auch hier, dass sich die Nachsorge (z. B. in betreuten Wohneinrichtungen) für Verurteilte und Untergebrachte mit Persönlichkeitsstörungen mitunter als deutlich schwieriger erweist als bei Entlassenen mit anderen Diagnosen.

4.5.1 Behandlungsaussicht nach § 67d Abs. 5 StGB

Sehr konkret mit den individuellen Behandlungsaussichten hat sich das Vollstreckungsgericht dann zu befassen, wenn eine Unterbringung in einer Entziehungsanstalt nach § 67d Abs. 5 Satz 1 StGB für erledigt erklärt werden soll. Hiernach ist eine Erledigung auszusprechen, wenn keine hinreichend konkrete Aussicht mehr besteht, den Untergebrachten durch die Behandlung in der Entziehungsanstalt zu heilen oder zumindest eine erhebliche Zeit vor dem Rückfall in die Sucht zu bewahren und von der Begehung erheblicher, auf seinen Hang zurückgehender rechtswidriger Taten abzuhalten. Wiederum hat das Vollstreckungsgericht eine Gesamtwürdigung der Täterpersönlichkeit sowie des gesamten Verlaufs der Maßregelvollstreckung unter Berücksichtigung aller insoweit erheblichen für und gegen die Erfolgsaussichten sprechenden Umstände vorzunehmen (vgl. BGH, Beschluss vom 03.09.1997–2 StR 437/97, NStZ-RR 1998, 70; OLG Celle, Beschluss vom 22.02.2010–2 Ws 41/10, juris Rn. 7). Wurde eine Persönlichkeitsstörung diagnostiziert, ist dies in eine solche Abwägung einzustellen. Zur Begründung der mangelnden Erfolgsaussicht genügt es allerdings nicht, auf dissoziale Verhaltensweisen wie den Missbrauch von Vollzugslockerungen und sonstige Regelverstöße oder darauf zu verweisen, dass der Verurteilte in dissozialen Denk- und Verhaltensweisen nachhaltig verhaftet sei (vgl. OLG Celle, Beschluss vom 22.02.2010–2 Ws 41/10, RuP 2011, 117 (Leitsatz), juris Rn. 8). Auch dass die Persönlichkeitsstörung des Verurteilten mit den Mitteln des Maßregelvollzugs nicht (mehr) behandelbar sei, reicht nicht aus. Vielmehr vermag nur eine durch Tatsachen ausreichend untermauerte, dauerhaft verfestigte Behandlungsunwilligkeit oder Therapieunfähigkeit des Verurteilten die Erledigung zu rechtfertigen (vgl. OLG Frankfurt, Beschluss vom 08.08.2002–3 Ws 831/02, NStZ-RR 2002, 299, 300).

4.5.2 Überweisung in den Vollzug einer anderen Maßregel nach § 67a StGB

Eine weitere Fallkonstellation, in der das Vollstreckungsgericht sich mit sachverständiger Hilfe (vgl. OLG Frankfurt, Beschluss vom 25.01.2007–3 Ws 93/07, NStZ-RR 2007, 221) mit der Wirksamkeit von Behandlungsmaßnahmen konkret auseinandersetzen muss, stellt die Entscheidung darüber dar, ob die Resozialisierung des Untergebrachten durch die Überweisung in den Vollzug einer anderen Maßregel besser gefördert werden kann. Dies gilt nach § 67a Abs. 1 StGB sowohl für den Wechsel zwischen der Unterbringung in einem psychiatrischen Krankenhaus und in einer Entziehungsanstalt als auch nach § 67a Abs. 2 StGB für die Überweisung eines Sicherungsverwahrten in den Vollzug einer Maßregel nach § 63 oder § 64 StGB. Letzteres ist bereits während des Vollzugs einer vor der angeordneten oder vorbehaltenen Sicherungsverwahrung vollstreckten Freiheitsstrafe möglich. Auch hier erweisen sich Fallkonstellationen, in denen es um die Behandlung einer Persönlichkeitsstörung geht, als komplexer und schwieriger, als wenn klar abgrenzbare Problembereiche wie eine Suchtbehandlung oder die Behandlung einer erst neu diagnostizierten psychotischen Erkrankung vorliegen.

4.5.3 Behandlungsüberprüfung vor und in der Vollstreckung der Sicherungsverwahrung

Schließlich ist das Vollstreckungsgericht auch in die Behandlung der Sicherungsverwahrten weitgehend eingebunden. Nach § 67d Abs. 2 Satz 2 StGB hat das Gericht im Rahmen der jährlichen bzw. nach Ablauf von zehn Jahren neunmonatlichen Prüfung festzustellen, ob die weitere Vollstreckung der Unterbringung in der Sicherungsverwahrung unverhältnismäßig ist. Die Unverhältnismäßigkeit kann auch daraus folgen, dass dem Untergebrachten keine ausreichende Betreuung nach § 66c Abs. 1 Nr. 1 StGB angeboten worden ist. Stellt das Gericht dies fest und wurde dem Betroffenen auch nach Ablauf einer weiteren vom Gericht gesetzten höchstens sechsmonatigen Frist keine Behandlungsmöglichkeit eröffnet, ist die Vollstreckung der Maßregel bereits aus diesem Grund – unabhängig

4.5 Behandlungsprognose und Behandlungsmaßnahmen

von der Gefahrenprognose – zur Bewährung auszusetzen. Diese Überprüfung der Behandlung wirkt bei angeordneter oder vorbehaltener Sicherungsverwahrung bereits in die Strafvollstreckung der vor der Sicherungsverwahrung vollstreckten Freiheitsstrafe hinein. Nach § 119a StVollzG ist im Rahmen der sog. strafvollzugsbegleitenden gerichtlichen Kontrolle regelmäßig zu überprüfen, ob dem Gefangenen eine den gesetzlichen Anforderungen entsprechende Betreuung angeboten worden ist. Erforderlich ist nach § 66c Abs. 1 Nr. 1 StGB ein Betreuungsangebot, das individuell und intensiv sowie geeignet ist, die Mitwirkungsbereitschaft des Verurteilten zu wecken und zu fördern. Dies kann auch eine psychiatrische, psycho- oder sozialtherapeutische Behandlung, die auf ihn zugeschnitten ist, verlangen, soweit standardisierte Angebote nicht erfolgversprechend sind. Ziel ist dabei, seine Gefährlichkeit für die Allgemeinheit bereits im Vollzug der Freiheitsstrafe so zu mindern, dass die Maßregel gar nicht erst angetreten werden muss oder ihre Vollstreckung so bald als möglich zur Bewährung ausgesetzt oder sie für erledigt erklärt werden kann.

Gegenstand der gerichtlichen Überprüfung ist dabei nur, ob dem Betroffenen diejenigen therapeutischen Maßnahmen, die in seiner Vollzugssituation erfolgversprechend waren, angeboten wurden; nicht maßgeblich ist die Annahme des Angebots durch den Gefangenen oder gar der Erfolg der angebotenen Betreuung (vgl. KG, Beschluss vom 19.08.2015-2 Ws 154/15, StraFo 2015, 434ff., juris Rn. 30). Das Vollstreckungsgericht hat in seinem Beschluss das Störungsbild und die Defizite, denen mit den Betreuungsmaßnahmen begegnet werden soll, nachvollziehbar darzulegen (vgl. KG, Beschluss vom 19.08.2015-2 Ws 154/15, StraFo 2015, 434ff., juris Rn. 15). Neben einer Zusammenfassung der Anlasstaten, des bisherigen Werdegangs, des Vollzugsverlaufs und des Ergebnisses der Behandlungsuntersuchung gehört dazu ggf. selbstverständlich auch eine entsprechende Beschreibung von Art und Auswirkungen einer im Anlass- oder bisherigen Vollstreckungsverfahren diagnostizierten Persönlichkeitsstörung.

Zu den angebotenen Behandlungsmaßnahmen gehören erforderlichenfalls auch solche, die die Mitwirkungsbereitschaft der Verurteilten wecken und fördern sollen. Die Vollzugsanstalt ist zunächst berechtigt, standardisierte Angebote zu unterbreiten. Sind diese jedoch nicht erfolgversprechend oder erweisen sich ursprünglich in Aussicht genommene Maßnahmen als rechtlich oder tatsächlich nicht durchführbar, wird die Vollzugsanstalt ein auf den Verurteilten zugeschnittenes individuelles und intensives Behandlungsprogramm zu entwickeln und durchzuführen haben, welches auf die eigenständige Therapie der Störung ausgerichtet ist (vgl. OLG Karlsruhe, Beschluss vom 03.04.2020–1 Ws 157/19, juris Rn. 10). Bei Persönlichkeitsstörungen, insbesondere, wenn sie mit weiteren Diagnosen wie bspw. einer Störung der Sexualpräferenz einhergehen, kann dies so weit gehen, dass auch die Einbeziehung externer Fachleute, etwa zur Durchführung einzeltherapeutischer Gespräche, angeboten werden muss (vgl. OLG Karlsruhe, Beschluss vom 03.04.2020–1 Ws 157/19, juris Rn. 14).

Die Erstellung bzw. in der Folge die tatsächliche Umsetzung eines solchen Betreuungsangebots ist nur bei absoluter Therapie- und Behandlungsunfähigkeit entbehrlich, etwa wenn eine Persönlichkeitsstörung mit therapeutischen Mitteln nicht erreichbar ist oder eine dauerhaft mit therapeutischen Mitteln nicht mehr aufzubrechende und somit nicht zu korrigierende Verweigerung der Mitarbeit an der Behandlung vorliegt. Dies darf nur dann angenommen werden, wenn jeder Ansatzpunkt für eine therapievorbereitende Motivationsarbeit gänzlich fehlt oder wenn der Gefangene alle spezifizierten Behandlungsangebote mit der Begründung ablehnt, er benötige solche unabhängig von der Art des Angebots nicht, mithin jede Mitwirkung an einer Behandlung kategorisch verweigert (vgl. OLG Karlsruhe, Beschluss vom 11.12.2017–1 Ws 31/17, juris Rn. 17 m.w.N.).

Literatur

Boetticher A, Koller M, Böhm KM et al. (2019) Empfehlungen für Prognosegutachten. NStZ 553.
Bundesinstitut für Arzneimittel und Medizinprodukte (BfArM) im Auftrag des Bundesministeriums für Gesundheit (BMG) unter Beteiligung der Arbeitsgruppe

ICD des Kuratoriums für Fragen der Klassifikation im Gesundheitswesen (KKG) (Hrsg.) (2018) ICD-10-GM Version 2021, Systematisches Verzeichnis, Internationale statistische Klassifikation der Krankheiten und verwandter Gesundheitsprobleme, 10. Revision, Stand: 18. September 2020.

5 Resümee

Sabine Nowara und Margret Spaniol

Die große praktische Relevanz von Persönlichkeitsstörungen im strafrechtlichen Erkenntnisverfahren, mehr noch im Alltag des Straf- und Maßregelvollzugs sowie bei vollstreckungsrechtlichen Fragen ist forensisch tätigen Psychiatern und Psychologen, aber auch sonstigen mit Straftätern befassten Berufsgruppen, darunter auch den beteiligten Juristen, bekannt: Sie können das Tatverhalten beeinflussen, beeinträchtigen das Bemühen um eine Resozialisierung im Straf- und Maßregelvollzug und stehen häufig einer positiven Legal- und Gefährlichkeitsprognose entgegen. Die drei Beiträge dieses Bandes beleuchten aus strafvollstreckungsrechtlicher, psychiatrischer und psychologischer Sicht diese enorme Bedeutung von Persönlichkeitsstörungen, offenbaren aber auch die Schwierigkeiten, die es bereitet, die Grenze zwischen einem »normalen« kriminellen und einem krankhaften, weil durch eine Persönlichkeitsstörung beeinflussten deliktischen Verhalten zu bestimmen. Sind – und ggf. in welchen Fällen – denn die Personen, die – ohne psychopathologische Symptome i. e. S. aufzuweisen – Straftaten begehen, weil sie ihre Impulsivität nicht »im Griff haben« oder sonst aus schwer nachvollziehbaren Motiven handeln, die Sand im Getriebe des Straf- oder Maßregelvollzugs sind und deren Gefährlichkeitsprognose aufgrund persönlicher Eigenheiten evident schlecht ist, nicht nur in besonderem Maße sozial unverträglich und kriminell, sondern als psychisch krank anzusehen? Und wenn denn eine solche Unterscheidung getroffen werden kann: Welche rechtlichen Konsequenzen folgen hieraus?

5.1 Der Begriff der Persönlichkeitsstörung

Wenn man unter der Persönlichkeit die Gesamtheit aller überdauernden Besonderheiten im Erleben und Verhalten eines Menschen versteht (so Habermann unter Verweis auf eine Definition von Asendorpf), dann stellt sich die Frage, welche Kombination oder welches Gewicht von Auffälligkeiten im Persönlichkeitsgefüge die Annahme begründet, dass eine Persönlichkeit als gestört anzusehen ist. Diese Frage kann, wie der psychologische (▶ Kap. 2) und der psychiatrische Beitrag (▶ Kap. 3) illustrieren, nicht außerhalb des soziokulturellen, das »Normale« definierenden Rahmens und der unterschiedlichen Persönlichkeitstheorien behandelt werden. Ihre Beantwortung unterliegt zudem – mehr als bei anderen Störungsbildern – einem steten Fortschreiten wissenschaftlicher psychologischer und psychiatrischer Erkenntnisse. Im Hinblick auf diese Relativierungen darauf zu verzichten, an das Vorliegen einer Persönlichkeitsstörung überhaupt rechtliche Folgen zu knüpfen, wie es im Beitrag Franke/Dudeck (▶ Kap. 3) erwogen wird, verbietet sich indes schon mit Blick auf solche Fälle, in denen die Persönlichkeitsabweichung vom »Normalen« so evident ist, dass sie bei der Beurteilung der Schuldfähigkeit oder Prognose nicht übergangen werden kann, ohne dass man der Schuld oder Gefährlichkeit des Täters nicht gerecht würde. Die Praxis, die in der täglichen Arbeit die großen Fragen nach der Freiheit des Willens, den unterschiedlichen Persönlichkeitstheorien und der möglichen Pathologisierung abweichenden Verhaltens hintanstellen muss (aber tunlichst nicht vergessen sollte), bedient sich der – bewusst theoriefernen (so der Beitrag Habermann) – Klassifikationssysteme von ICD-10 (demnächst 11) und DSM-5, die eine Deskription von Eigenschaften enthalten, deren Kombination und Gewichtung eine Persönlichkeitsstörung zu begründen vermögen. Die Diagnose einer Persönlichkeitsstörung – oder der milderen Vorformen wie Persönlichkeitsakzentuierungen (vgl. hierzu den Beitrag Habermann, ▶ Kap. 2) – bestimmt sich danach indes nicht allein durch das Vorliegen beschriebener Eigenschaften, sondern insbesondere auch danach, ob dieses zu subjektivem Leiden des Betroffenen und/oder psychosozialen Beeinträchtigungen, also symptombedingten Funktionseinschränkungen, führt. Ob diese vorwiegend deskriptive Herangehensweise ausreicht, eine Persönlichkeitsstörung zu erfassen, ist Gegenstand stetiger wissenschaftlicher Diskussionen, die teilweise bereits im DSM-5, erst recht aber in der Neufassung des ICD-11 ihren Niederschlag gefunden haben. Dieser sieht nunmehr eine dimensionale Diagnostik von Persönlichkeitsstörungen vor, wonach zunächst das Vorliegen relevanter Funktionsbeeinträchtigungen untersucht und diese dann nach ihrem Schweregrad bewertet werden sollen. Neuere Erkenntnisse betreffen auch das Erfordernis einer zeitlichen Stabilität einer Persönlichkeitsstörung, die – wie im Beitrag von Franke/Dudeck (▶ Kap. 3) beschrieben – relativiert werden muss. Auch der Beitrag von Habermann (▶ Kap. 2) weist auf die lediglich »relative« zeitliche Stabilität der Funktionsbeeinträchtigungen hin. Nach dem neuen ICD-11 genügt ein mindestens zweijähriges Anhalten der Beeinträchtigungen, um die Diagnose einer Persönlichkeitsstörung zu stellen. Damit stellt sich die Frage, ob künftig die zeitliche Stabilität und tiefe Verwurzelung des abweichenden Verhaltens in der historischen Betrachtung, wie es die gängigen Diagnosesysteme als Voraussetzung einer Persönlichkeitsstörung noch vorsehen, als Diagnosekriterium weiterhin taugen werden.

5.2 Die Diagnose einer Persönlichkeitsstörung

Empirische Untersuchungen, die bei Menschen im Strafvollzug einen Anteil von weit mehr als 50 % Persönlichkeitsstörungen und bei den im Maßregelvollzug Untergebrachten einen ebenfalls sehr hohen Anteil zum Ergebnis haben (vgl. insbesondere der Beitrag Franke/Dudeck, ▶ Kap. 3), verwundern insofern, als erfahrungsgemäß in den gerichtlichen Verfahren, die zur Verurteilung zu einer unbedingten Freiheitsstrafe oder zur Einweisung in den Maßregelvollzug führen, ein solch hoher Anteil an Persönlichkeitsstörungen nicht festgestellt wird. Das bedeutet, dass eine große Zahl von Persönlichkeitsstörungen erst im Laufe der Maßregel- oder Strafvollstreckung diagnostiziert wird. Für den Täter ist dies nicht ohne Bedeutung: Während sich eine – zu diesem Zeitpunkt noch unbekannte – Persönlichkeitsstörung im Hauptverfahren nicht exkulpierend auswirken bzw. nicht zur Anordnung einer Maßregel und mithin zur Aufnahme in den Behandlungsvollzug führen konnte, steht gegebenenfalls die spätere Diagnose einer Persönlichkeitsstörung einer bedingten Entlassung entgegen, weil sie sich im Rahmen der Rückfallprognose zuungunsten des Probanden auswirkt. Die hohe Zahl verzögerter Feststellungen von Persönlichkeitsstörungen hat ihre Gründe darin, dass in vielen Fällen im strafgerichtlichen Erkenntnisverfahren keine Untersuchung des Angeklagten stattfindet (▶ Kap. 5.2.1). Sie hängt möglicherweise aber auch mit Schwierigkeiten der Diagnose von Persönlichkeitsstörungen und dem Vorverständnis von Sachverständigen und Richtern, aber auch mit dem späterer Beurteiler zusammen (▶ Kap. 5.2.2).

5.2.1 Die Begutachtung von Straftätern im Erkenntnis- und Vollstreckungsverfahren

Nicht jeder Straftäter, der vor Gericht gestellt wird, wird psychiatrisch oder psychologisch begutachtet. Auch im Strafvollzugs- und Strafvollstreckungsverfahren stehen psychiatrische/psychologische Untersuchungen nicht unbedingt auf der Tagesordnung. Etwas anderes gilt nur bei der Vollstreckung höherer Strafen oder von Maßregeln. Deshalb soll zunächst in Erinnerung gebracht werden, in welchem Kontext eine Begutachtung stattfindet.

1. Im strafrechtlichen Erkenntnisverfahren ist die Hinzuziehung eines Sachverständigen nur in wenigen Fällen gesetzlich vorgeschrieben. Nach § 246a StPO ist in der Hauptverhandlung ein Sachverständiger über den Zustand des Angeklagten und die Behandlungsaussichten zu vernehmen, wenn die Unterbringung in einem psychiatrischen Krankenhaus oder in der Sicherungsverwahrung in Betracht kommt. Gleiches gilt, wenn das Gericht »erwägt«, die Unterbringung in einer Entziehungsanstalt anzuordnen. Im Übrigen gebietet die sogenannte allgemeine Aufklärungspflicht in bestimmten Fällen, die Schuldfähigkeit des Angeklagten durch einen forensischen Gutachter zu untersuchen. In der Praxis führt das dazu, dass bei schweren Gewaltdelikten, insbesondere Tötungsdelikten, regelmäßig und in anderen Fällen dann ein Sachverständiger hinzugezogen wird, wenn der Angeklagte psy-

chische Auffälligkeiten zeigt. Die Begutachtung ist zudem nicht in jedem Fall darauf ausgerichtet, Persönlichkeitsstörungen aufzudecken. So findet eine mögliche Persönlichkeitsstörung wenig Beachtung, wenn andere eindeutige psychopathologische Befunde vorliegen. Beschränkt sich die Untersuchung des Angeklagten im Hinblick auf die Unterbringung in einer Entziehungsanstalt auf das Vorliegen einer behandlungsbedürftigen Suchtmittelabhängigkeit, dann kann eine Persönlichkeitsstörung unentdeckt bleiben, auch wenn diese die Erfolgsaussicht der Behandlung entscheidend zu beeinflussen vermag. Es gibt somit eine Reihe von Gründen, aus denen die explizite Feststellung einer Persönlichkeitsstörung in vielen Strafverfahren, in denen Freiheitsstrafen verhängt und sogar Maßregeln der Sicherung und Besserung angeordnet werden, ausbleibt.

2. Auch die Umstände des Straf- und Maßregelvollzugs bieten nur bedingt Gelegenheit, Persönlichkeitsstörungen nicht nur zu vermuten, sondern auf der Grundlage einer sorgfältigen Untersuchung tatsächlich zu diagnostizieren. Die Aufnahmeuntersuchung im Strafvollzug vermag das nicht zu leisten. Die dort verwendeten Checklisten sind zu grobmaschig, um tatsächlich eine fundierte Diagnose zu ergeben. Das Vollzugspersonal ist nicht geschult, Persönlichkeitsstörungen zu erkennen. Hinzu kommt, dass, worauf im Beitrag von Habermann (▶ Kap. 2) hingewiesen wird, bestimmte störungsbedingte Auffälligkeiten im intramuralen Bereich nicht zur Geltung kommen bzw. sogar ein unauffälliges Vollzugsverhalten begünstigen. Allenfalls in Lockerungsgutachten, die eine gründliche Exploration eines Gefangenen durch einen psychologischen oder psychiatrischen Sachverständigen voraussetzen, kann die Diagnose einer Persönlichkeitsstörung zuverlässig gestellt werden. Gelegenheit zu einer eingehenden Untersuchung besteht auch in Fällen, in denen nach dem Ende der Vollstreckung der Strafe der Vollzug der Sicherungsverwahrung im Raum steht. Hier ist – wie es im Beitrag von Kempfer (▶ Kap. 4) näher beschrieben wird – dem Täter schon im Strafvollzug eine besondere Betreuung, insbesondere eine sozialtherapeutische Behandlung, anzubieten mit dem Ziel, die Vollstreckung der Unterbringung möglichst entbehrlich zu machen. Die gerichtliche Überprüfung dieses Therapieangebotes nach § 119a StVollzG kann die Zuziehung eines Sachverständigen erfordern.

5.2 Die Diagnose einer Persönlichkeitsstörung

Der Maßregelvollzug im psychiatrischen Krankenhaus erscheint dagegen besser dazu geeignet, eine bisher nicht diagnostizierte Persönlichkeitsstörung zutage zu fördern. Allerdings wird in diesem Zusammenhang immer wieder darauf hingewiesen, dass zur Begründung einer solchen Störung häufig das Verhalten des Untergebrachten im Maßregelvollzug herangezogen wird, das möglicherweise eher der Situation des Vollzugs, nicht aber einer besonderen Persönlichkeitsdisposition geschuldet ist. Zudem werden hier bisher unbeachtete Persönlichkeitsstörungen häufig erst »entdeckt«, wenn es zu Schwierigkeiten in der Therapie kommt, was – worauf der Beitrag von Franke/Dudeck (▶ Kap. 3) hinweist – die subjektive Bewertung des Diagnostizierenden beeinflussen mag. Diese Überlegung ist auch für den Bereich der Unterbringung in einer Entziehungsanstalt anzustellen, wo eine Persönlichkeitsstörung vielfach nachträglich dann festgestellt wird, wenn es zu Schwierigkeiten bei der Suchttherapie kommt.

3. So bleibt denn die Diagnose einer Persönlichkeitsstörung häufig den Begutachtungen vorbehalten, die vollstreckungsrechtlichen Entscheidungen über die Fortdauer, Erledigung oder Aussetzung einer Maßregel und über die bedingte Aussetzung einer Restfreiheitsstrafe vorausgehen. Erwägt das Gericht, eine lebenslange Freiheitsstrafe oder eine zeitige Freiheitsstrafe von mehr als zwei Jahren wegen einer bestimmten schweren Straftat auszusetzen, so hat es ein Gutachten über die Legalprognose einzuholen (§ 454 Abs. 2 StPO). Das gleiche gilt nach § 463 Abs. 3 StPO, wenn über Fortdauer oder Aussetzung einer Maßregel zu befinden ist, wobei für die Sicherungsverwahrung einige Besonderheiten vorgesehen sind. Hinzu kommt im Rahmen der Überprüfung der Fortdauer des Maßregelvollzugs in einem psychiatrischen Krankenhaus die vorgeschriebene sich regelmäßig wiederholende Untersuchung durch einen externen Sachverständigen nach § 463 Abs. 4 StPO. Diese wiederholten Begutachtungen im Maßregelvollzug können bisher unerkannt gebliebene Persönlichkeitsstörungen aufdecken und eine behandlerische Intervention initiieren. Im Rahmen der Strafvollstreckung, die die regelmäßigen Überprüfungen der Notwendigkeit einer Fortdauer nicht kennt, steht dagegen die Diagnose einer bis dahin nicht aufgedeckten Persönlichkeitsstörung, die sich dann regelmäßig auf die Gefahr- und Rückfallprognose auswirkt, erst an, wenn ein Großteil der

Strafe vollstreckt ist. Für eine (sozial)therapeutische Behandlung, wie sie teilweise auch im Strafvollzug angeboten wird, ist es dann meist zu spät.

5.2.2 Die Diagnoseverfahren

Die Diagnose einer Persönlichkeitsstörung stellt gerade im forensischen Bereich eine besondere Herausforderung dar, was Fehlbeurteilungen, v. a. aber auch ungewöhnlich häufig abweichende Ergebnisse der Untersuchung desselben Probanden durch unterschiedliche Sachverständige, zur Folge hat. Mit diesen Schwierigkeiten und Besonderheiten setzen sich sowohl der Beitrag von Habermann (▶ Kap. 2) als auch der von Franke/ Dudeck (▶ Kap. 3) eingehend auseinander. Zwar existiert eine große Bandbreite an Diagnose- und Testverfahren, die eine strukturierte Diagnostik von Persönlichkeitsstörungen stützen sollen. Doch sind diese meist auf den therapeutischen, nicht auf den forensischen Bereich ausgelegt, der zum einen eine besondere Klientel aufweist, in dem zum anderen aber auch der Versuch einer zweckgerichteten Beeinflussung des Ergebnisses durch den Untersuchten zu erwägen ist. Dies wirkt sich insbesondere bei solchen Testverfahren aus, die auf der Selbsteinschätzung des Probanden basieren. Die Unzulänglichkeiten dieser Diagnoseverfahren werden sowohl in dem Beitrag von Franke/Dudeck als auch im Beitrag von Habermann ausführlich beschrieben, wobei insbesondere letzterer auch Wege – sei es durch die Kombination verschiedener Tests, sei es die Beiziehung von Fremdbeurteilungsverfahren und aktengestützte Hypothesenbildung – aufzeigt, dennoch zu fundierten Untersuchungsergebnissen zu kommen. In der Praxis zeigt sich, dass die Lücke, die durch die Unzulänglichkeiten der Diagnoseinstrumente in diesem besonderen Bereich entsteht, zwar vielfach mit forensischem Erfahrungswissen gefüllt werden kann, aber gleichzeitig einen weiten Raum für subjektive Wertungen und Vorverständnisse eröffnet. Auch wenn der darin wurzelnden Gefahr mit professioneller Selbsterfahrung und Selbstdistanz begegnet werden kann und die Offenheit der Untersuchungssituation es sogar ermöglicht, auf Erfahrung beruhenden Bewertungen Raum zu verschaffen, kann doch nicht übersehen werden, dass sowohl die persönliche – etwa politisch/weltanschauliche – Einstellung des Untersuchenden als auch äußere Umstände – etwa die

Abhängigkeit vom Auftraggeber oder dessen Erwartungen – die Bewertung als Persönlichkeitsstörung und insbesondere auch deren Schwere beeinflussen. Der Beitrag von Habermann (▶ Kap. 2) verweist zudem auf Beobachtungen, dass mitunter bereits im Rahmen der Diagnose eine Persönlichkeitsstörung verneint wird, um die schwierigen Fragen des Einflusses einer solchen Störung auf die Schuldfähigkeit zu umgehen bzw. sogar, um eine aus subjektivem Vorverständnis unerwünschte Exkulpation zu verhindern. Mancher Gutachter wird dabei den Wünschen des Gerichts entgegenkommen wollen (s. u.). Für den Täter, aber auch für die Gesellschaft, die künftig vor seinen Straftaten geschützt werden soll, hat ein solches Vorgehen indes insoweit nachteilige Folgen, als im Strafvollzug eine therapeutische Behandlung der Störung oder sonstige risikovermindernde Maßnahmen nicht unternommen werden. Eine deliktrelevante Persönlichkeitsstörung kann somit bis zur Entlassung des Betroffenen fortbestehen oder so spät entdeckt werden, dass für eine behandlerische Intervention kein Raum mehr bleibt (s. o.).

5.3 Rechtliche Folgen der Diagnose einer Persönlichkeitsstörung

Dass eine Persönlichkeitsstörung gegeben ist, hat noch keine rechtlichen Konsequenzen. Eine solche Störung kann, muss aber nicht, zu einer Einschränkung oder gar Aufhebung der Schuldfähigkeit (▶ Kap. 5.3.1) oder Anordnung einer Maßregel (▶ Kap. 5.3.2) führen. Strafvollstreckungs- und strafvollzugsrechtlich ist an ihr Vorliegen ohnehin keine unmittelbare rechtliche Folge geknüpft, auch wenn sie sich entscheidend auf die Gefahren- und Legalprognose auswirkt und damit mittelbar die gerichtlichen Entscheidungen im Vollzugs- und insbesondere im Vollstreckungsverfahren beeinflussen kann (▶ Kap. 5.3.3).

5.3.1 Auswirkungen einer Persönlichkeitsstörung auf die Schuldfähigkeit

Wird beim Angeklagten im strafrechtlichen Erkenntnisverfahren eine Persönlichkeitsstörung diagnostiziert, so folgt daraus nicht per se eine Aufhebung oder Einschränkung seiner Schuldfähigkeit. Die Rechtsprechung des Bundesgerichtshofs hat vielmehr – zusammen mit der forensischen Wissenschaft – Vorgaben entwickelt, wann und in welcher Form sich eine Persönlichkeitsstörung auf die Steuerungsfähigkeit auswirken kann. Die dazu aufgestellten Maßstäbe sind in der Rechtsprechung verbreitet anerkannt und werden von den Tatgerichten bei der Schuldfähigkeitsprüfung zugrunde gelegt.
Diese Prüfung vollzieht sich in vorgegebenen Wertungsstufen:

1. Zunächst muss die Diagnose das Vorliegen einer Persönlichkeitsstörung sicher ergeben. Akzentuierungen oder andere Auffälligkeiten reichen nicht aus. Der Sachverständige muss sich bei der Untersuchung nach den in der aktuellen wissenschaftlichen Diskussion anerkannten Maßstäben richten, ist aber in diesem Rahmen nicht auf eine Methode festgelegt. Neuere wissenschaftliche Entwicklungen können damit Einzug in das Diagnoseverfahren halten. Die Gerichte verlangen genauere Feststellungen dazu, welche Variante nach den anerkannten Klassifizierungssystemen vorliegt, sowie neben der Aufzählung bestimmter Eigenschaften anhand von ICD-10 oder DSM-5 eine genaue Darlegung, inwieweit diese Befunde zu psychosozialen Beeinträchtigungen im Verhalten des Angeklagten führen.
Soweit oben darauf hingewiesen wurde, dass mancher Sachverständige geneigt sein mag, mit der Verneinung der Diagnose einer Persönlichkeitsstörung das Ergebnis der Schuldfähigkeitsprüfung vorwegzunehmen, wird er häufig den Erwartungen des Gerichts entgegenkommen. Denn Richter zeigen oft wenig Neigung, bei einem Angeklagten, der keine psychopathologischen Auffälligkeiten i.e. S. aufweist, auf der Grundlage einer Diagnose, die – im schlechten Fall – lediglich deskriptiv die Merkmale einer Persönlichkeitsstörung beschreibt, die auf die Mehrzahl der Angeklagten, wenn nicht sogar auf viele Menschen (und möglicherweise sogar auf sie selbst) zutreffen, eine Einschränkung

5.3 Rechtliche Folgen der Diagnose einer Persönlichkeitsstörung

der Schuldfähigkeit auch nur zu erwägen. Dies müssen sie – auch wenn ihnen die Erfahrung bereits den Ausschluss der Dekulpation als Ergebnis der weiteren Erörterungen voraussagt – aber dann, wenn die Diagnose einer Persönlichkeitsstörung auf dem Tisch liegt. Denn nach der Rechtsprechung des Bundesgerichtshofs kommt dem Indizwirkung dafür zu, dass eine »nicht ganz geringfügige Beeinträchtigung« der Schuldfähigkeit gegeben sein könnte. Das heißt, dass von der Diagnose zwar noch nicht auf die Einschränkung der Schuldfähigkeit zu schließen ist, dass das Gericht aber gehalten ist, sich mit der Frage einer möglichen Dekulpation zu beschäftigen.
2. Liegt eine Persönlichkeitsstörung vor, so folgt die Prüfung, ob dadurch ein Eingangsmerkmal des § 20 StGB erfüllt ist. Diese bedarf nach Ansicht des Bundesgerichtshofs besonderer Sorgfalt, um der Gefahr zu begegnen, dass Eigenschaften und Verhaltensweisen, die sich innerhalb der Bandbreite des Verhaltens voll schuldfähiger Menschen bewegen, zu Unrecht als Symptome eines Eingangsmerkmals des § 20 StGB bewertet werden. Dieses Risiko wird insbesondere bei der Diagnose »kombinierte Persönlichkeitsstörung« gesehen, bei der es häufig um die Beurteilung kaum messbarer, objektiv schwer darzustellender Befunde und Ergebnisse gehe (BGH vom 23.02.2016–3 StR 547/15, RuP 2016, 191 f.). Dass dieser Diagnose auch aus psychiatrischer Sicht mit Zurückhaltung zu begegnen ist, belegen die Ausführungen in dem Beitrag von Franke/Dudeck (▶ Kap. 3), wonach in der Praxis oft vorschnell und mitunter auch nach den Kriterien des ICD-10 unrichtig auf die Diagnose »kombinierte Persönlichkeitsstörung« zurückgegriffen wird.

Bei der Prüfung, ob die Diagnose einer näher zu beschreibenden Persönlichkeitsstörung tatsächlich ein Eingangskriterium des § 20 StGB erfüllt, darf das Gericht nicht offenlassen, welchem Eingangsmerkmal es die psychische Störung zuordnet. Bei Persönlichkeitsstörungen kommt allein eine schwere andere seelische Störung (früher »Abartigkeit«) in Betracht. Schon weil es sich um eine schwere Störung handeln muss, fällt eine Persönlichkeitsstörung nur dann unter dieses Eingangskriterium, wenn sie einen schweren Ausprägungsgrad und prägenden Einfluss auf die soziale Anpassungsfähigkeit des Täters aufweist. Für die Bewertung der Schwere der Persönlichkeitsstörung ist – da sind sich Rechtsprechung und die forensischen Wissenschaften weitgehend einig – maßgebend, ob

5 Resümee

es – im Zeitverlauf stabil – im Alltag außerhalb des angeklagten Deliktes zu Einschränkungen des beruflichen und sozialen Handlungsvermögens gekommen ist. Diese Bewertung ist nicht gleichzusetzen mit der diagnostischen Feststellung, dass die das Klassifikationssystem erfüllenden Persönlichkeitsauffälligkeiten zu symptombedingten Funktionseinschränkungen geführt haben. Auch wenn künftig mit der Neufassung des ICD-11 der Schweregrad der Funktionseinschränkungen verstärkt Einzug in die Diagnostik finden wird, kann – worauf der Beitrag von Franke/Dudeck schon hinweist – aus einer entsprechenden Bewertung nicht vorschnell auf das geforderte Gewicht der seelischen Störung im Sinne des Eingangsmerkmals geschlossen werden. Maßstab für die Schwere im Sinne des Eingangsmerkmals ist vielmehr, dass die störungsbedingte Beeinträchtigung der Leistungsfähigkeit dem Vergleich mit denen einer krankhaften seelischen Störung standhält (BGH vom 21.01.2004–1 StR 346/03, BGHSt 49, 45 ff.). Der persönlichkeitsgestörte Täter muss also Symptome aufweisen, die in ihrer Gesamtheit sein Leben vergleichbar schwer und mit ähnlichen Folgen stören, belasten oder einengen wie eine krankhafte seelische Störung.
3. Ist mit der Persönlichkeitsstörung ein Eingangsmerkmal im Sinne der §§ 20, 21 StGB erfüllt, so liegt die Annahme einer erheblichen Beeinträchtigung der Steuerungsfähigkeit regelmäßig nahe. Doch enthebt dies nicht von der Notwendigkeit einer Prüfung, ob und inwieweit sich die Störung tatsächlich auf die Steuerungsfähigkeit ausgewirkt hat. Der Bundesgerichtshof hat – orientiert an den Vorgaben aus der forensischen Wissenschaft (BGH vom 21.01.2004–1 StR 346/03, BGHSt 49, 45 ff.) – einen Kriterienkatalog entwickelt, wonach von einer Einschränkung der Steuerungsfähigkeit u. a. dann auszugehen ist, wenn die Tat aus neurotischen Konflikten hervorgegangen oder ihr eine konflikthafte Zuspitzung und emotionale Labilisierung vorausgegangen ist. Ebenso wird in einem abrupten, impulshaften Tatablauf ein Hinweis für eine Beeinträchtigung gesehen. Dagegen sprechen sollen eine Vorbereitung der Tat, planmäßiges Vorgehen, lang hingezogenes Tatgeschehen und ein komplexer Handlungsablauf ebenso wie Vorsorge gegen Entdeckung (vgl. auch die Mindestanforderungen an Schuldfähigkeitsgutachten, Boetticher et al. 2005, S. 57 ff.). Hierbei handelt es sich allerdings lediglich um ein Geländer, an dem sich Gericht und

Sachverständiger bei der Beurteilung des Ausprägungsgrades der Störung entlanghangeln. Die Kriterien unterliegen dem Wandel durch neuere Erkenntnisse der forensischen Psychowissenschaften wie durch die Weiterentwicklung der höchstrichterlichen Rechtsprechung. So spricht es sicher für eine Einschränkung der Steuerungsfähigkeit, wenn sich die Persönlichkeitsstörung spontan im Tatverhalten entlädt. Doch ist nach der Rechtsprechung des Bundesgerichtshofs die Annahme einer erheblichen Einschränkung der Steuerungsfähigkeit nicht auf »Impulstaten« beschränkt (BGH vom 28.09.2016–2 StR 223/16, NStZ-RR 2017, 37). Es bleibt somit stets bei einer Entscheidung im Einzelfall. Hinzu kommt, dass die festgestellte Störung sich bei Begehung der Tat in der konkreten Tatsituation in erheblichem Maße auf das Hemmungsvermögen des Täters ausgewirkt haben muss. In die Bewertung der Erheblichkeit fließen auch normative Gesichtspunkte ein. Letztlich verlangt die Rechtsprechung, dass sicher feststehen muss, dass der Täter aufgrund der Persönlichkeitsstörung aus einem »mehr oder weniger unwiderstehlichen Zwang« heraus gehandelt hat (BGH vom 06.07.2017–4 StR 65/17, StV 2019, 239 (Ls)). Dabei wird im Grundsatz seine Pflicht, störungsbedingten Impulsen zu widerstehen, umso strenger bewertet, je schwerwiegender die Straftaten sind, mit deren Begehung er rechnen muss.
4. Für die rechtlichen Konsequenzen, die aus einer Einschränkung der Schuldfähigkeit zu ziehen sind, kommt es wesentlich auch darauf an, in welchem Umfang sich die Persönlichkeitsstörung auf die Steuerungsfähigkeit ausgewirkt hat. Nur in extremen Fällen wird diese durch die Störung ganz aufgehoben sein. Vielmehr kommt allenfalls eine Einschränkung in Betracht. In nicht wenigen Fällen kann in der Praxis diese Einschränkung aber lediglich nicht ausgeschlossen werden.

Der dargelegte Prüfungsablauf bedarf der Feststellung von Tatsachen und der Bewertung und Gewichtung möglicher pathologischer Abweichungen in der Persönlichkeit des Täters. Dies ist dem Gericht ohne Hinzuziehung eines forensischen Sachverständigen nicht möglich. Die Schuldfähigkeitsprüfung umfasst aber auch normative Fragestellungen, deren Beantwortung dem Gericht vorbehalten ist. Die Einschränkung der Schuldfähigkeit ist ein rechtlicher Begriff, der eine Subsumtion des Gerichts verlangt, die ihrerseits rechtlicher Überprüfung im Revisionsverfahren unterliegt. Während es die Aufgabe des psychiatrischen oder psychologischen Sachverständigen ist, dem Gericht die Tatsachengrundlage zu liefern, ist die rechtliche Bewertung allein Sache des Gerichts. Diese im Theoretischen eindeutige Unterscheidung ist in der Praxis oft nur schwer durchzuhalten. Für das Gericht liegen hier einige Fallstricke, die zur Aufhebung des Urteils in der Revisionsinstanz führen können. Denn einerseits gefährdet es das Urteil, wenn das Gericht die Beantwortung der normativen Fragen dem Sachverständigen überlässt. Andererseits verlangt der Bundesgerichtshof eine besondere und vom Revisionsgericht überprüfbare Begründung, wenn das Gericht hinsichtlich der auf der Sachkunde des Gutachters beruhenden Bewertung der Tatsachen von dessen Meinung abweichen will. Bei der dargestellten stufenweisen Prüfung ist deshalb Folgendes zu beachten: Die Diagnosestellung ist Aufgabe des Sachverständigen. Dagegen handelt es sich bei der Frage, ob eines der Eingangsmerkmale des § 20 StGB vorliegt, um eine Rechtsfrage, zu deren Beantwortung das Gericht für die Tatsachenbewertung freilich auf die Hilfe eines Sachverständigen angewiesen ist. Dieser muss die vom Gericht benötigten Erkenntnisse über die Person des Probanden und die aufgrund seiner Sachkunde zu treffende Einschätzung seines Gesundheitszustandes darlegen. Ob die ggf. diagnostizierte Persönlichkeitsstörung Symptome aufweist, die das Leben des Täters schwer und mit ähnlichen Folgen wie eine krankhafte seelische Störung belasten, muss das Tatgericht hingegen ohne Bindung an die Wertung des Sachverständigen in einer Gesamtschau selbst klären. Dass die Abgrenzung der Aufgabenbereiche nicht immer einfach und eindeutig ist, zeigt sich darin, dass die Rechtsprechung des Bundesgerichtshofs zur Bestimmung der Schwere der sonstigen anderen seelischen Störung auf Kriterien zurückgreift, die in der forensischen Erfahrungswissenschaft entwickelt wurden. Auch ist das Gericht bei der Bewertung des Gewichts der Störung in hohem Maß auf die hierfür vom Sachverständigen vorgetragenen Tatsachen und Bewertungen angewiesen, bei dem wiederum – worauf die Beiträge von Franke/Dudeck (▶ Kap. 3) und Habermann (▶ Kap. 2) hinweisen – gerade in diesen Fragen das Einfallstor für subjektive Einstellungen besonders groß ist. Eine ebenfalls vom Gericht zu beantwortende Frage ist die, ob die festgestellte und einem der Eingangsmerkmale des § 20 StGB zuzuordnende Störung sich bei Tatbegehung auf die Handlungsmöglichkeiten des Täters in der konkreten Tatsituation und damit auf seine Steuerungsfähigkeit erheblich ausgewirkt hat (BGH vom 27.06.2018–2 StR 112/18, StV 2019, 238 (Ls)).

5.3.2 Die Anordnung von Maßregeln bei Vorliegen einer Persönlichkeitsstörung

Wurde im Hauptverfahren eine Persönlichkeitsstörung diagnostiziert, kann dies über eine das Strafmaß beeinflussende Einschränkung der Schuldfähigkeit hinaus auch für die Anordnung möglicher Maßregeln bedeutsam sein.

1. Wenn die Einschränkung der Schuldfähigkeit aufgrund der Persönlichkeitsstörung nicht nur nicht auszuschließen ist, sondern sicher feststeht und eine negative Gefahrenprognose gestellt wird, dann muss das Gericht die Unterbringung in einem psychiatrischen Krankenhaus anordnen (§ 63 StGB). Das gilt unabhängig davon, ob die Psychiatrie der richtige Ort für die Behandlung persönlichkeitsgestörter Patienten ist und auch unabhängig von der Behandlungsprognose, zu der sich der Sachverständige nach § 246a Abs. 1 Satz 1 StPO zwar äußern muss, die aber die rechtlichen Voraussetzungen der Unterbringung letztlich nicht beeinflusst. Ob jedenfalls eine eingeschränkte Schuldfähigkeit gegeben ist, ist nach den gleichen Anforderungen wie bei der Prüfung einer möglichen Exkulpation festzustellen. Gleichwohl bedarf es nach der Rechtsprechung des Bundesgerichtshofs in den Fällen einer Unterbringung, die schon im Hinblick auf ihre unbestimmte Dauer einen äußerst intensiven Eingriff in das Freiheitsgrundrecht darstellt, einer besonders sorgfältigen Prüfung, ob tatsächlich die Voraussetzungen einer verminderten Schuldfähigkeit vorliegen. Die Diagnose einer Persönlichkeitsstörung genügt hier keinesfalls ohne Weiteres für die Annahme einer relevanten Verminderung der Schuldfähigkeit und rechtfertigt nur bei Vorliegen weiterer Umstände die Anordnung der Unterbringung in einem psychiatrischen Krankenhaus.

Die Anordnung nach § 63 StGB setzt zudem unter anderem die positive Feststellung eines länger andauernden, nicht nur vorübergehenden

Zustandes des Täters voraus, der ihn veranlasste, die Tat zumindest mit erheblich eingeschränkter Schuldfähigkeit im Sinne des § 21 StGB zu begehen (BGH vom 23.02.2016–3 StR 547/15, RuP 2016, 191 f.; vgl. aber BGH vom 18.09.2019–3 StR 337/19, NStZ-RR 2020, 8 f.). Ein vorübergehender Defekt genügt grundsätzlich nicht. Mit dieser Rechtsprechung sollen zwar v. a. die Fälle von einer Anordnung der Unterbringung ausgenommen werden, in denen bei einem persönlichkeitsgestörten Täter der zur Tat führende Affektdurchbruch in erster Linie auf einen Rausch zurückzuführen ist oder die durch die Störung bedingten psychischen Auffälligkeiten die Voraussetzungen einer schweren anderen seelischen Störung an sich nicht erreichen, sondern lediglich in bestimmten Konfliktsituationen bei besonderer psychischer Belastung die Beeinträchtigung der Steuerungsfähigkeit bewirken. Dennoch bleibt festzuhalten, dass die Rechtsprechung bislang für die Anordnung der Unterbringung in einem psychiatrischen Krankenhaus eine überdauernde Störung verlangt. Wie sich dies zu den neueren Erkenntnissen der forensischen Wissenschaften verhält, wonach die zeitliche Stabilität einer Persönlichkeitsstörung zu relativieren ist, bleibt abzuwarten.

2. Die Unterbringung in einer Entziehungsanstalt nach § 64 StGB setzt neben dem Hang zum Suchtmittelmissbrauch voraus, dass zwischen diesem und der Tat ein Zusammenhang besteht, der die Gefahr der Begehung weiterer erheblicher Taten begründet. Dieser entfällt nicht allein deswegen, weil außer der Sucht noch weitere Persönlichkeitsmängel wie etwa eine dissoziale Persönlichkeitsstörung die Disposition zur Begehung von Straftaten begründen (BGH vom 09.06.2009–4 StR 164/09, StV 2010, 306 f.). Eine Persönlichkeitsstörung kann jedoch die konkrete Erfolgsaussicht einer Therapie in Frage stellen, so dass möglicherweise deshalb keine Unterbringung in Betracht kommt. Nach der Rechtsprechung kann es die Erfolgsaussichten einer Entwöhnungsbehandlung u. a. vermindern, wenn nicht in erster Linie die Suchtmittelproblematik, sondern eine – etwa dissoziale – Persönlichkeitsstörung das Störungsbild beherrscht (BGH vom 10.04.2014–5 StR 37/14, StV 2014, 598 f.). Dies gilt allerdings erst, wenn die Persönlichkeitsstörung tatsächlich im Vordergrund steht. Es ist deshalb wichtig, dass sich das für die Unterbringung in einer Entziehungsanstalt eingeholte Sachver-

ständigengutachten neben der Suchtmittelproblematik auch mit den Auswirkungen einer möglichen Persönlichkeitsstörung auf die Erfolgsaussicht einer Therapie auseinandersetzt. Dies erscheint schon deshalb angebracht, weil von Seiten der suchttherapeutischen Anstalten häufig die Erschwernisse der Behandlung durch persönlichkeitsgestörte Patienten beklagt werden.
3. Die Anordnung und sogar der Vorbehalt der Unterbringung in der Sicherungsverwahrung nach § 66, § 66a StGB setzen eine sachverständige Begutachtung voraus. Wird dabei eine Persönlichkeitsstörung diagnostiziert, so kann sich dies zunächst auf die Voraussetzung des Hangs auswirken, der in der Rechtsprechung gemeinhin als eingeschliffener innerer Zustand des Täters definiert wird, der ihn immer wieder neue Straftaten begehen lässt. Es liegt auf der Hand, dass eine Persönlichkeitsstörung, insbesondere eine dissoziale Störung, eine Disposition zur Begehung von Straftaten begründen kann. Ein Indiz für einen Hang kann es aber auch schon sein, dass eine Persönlichkeitsstörung zwar nicht eindeutig diagnostiziert werden kann, das von Alkohol- und Drogenkonsum sowie Delinquenz geprägte Verhalten des Angeklagten, welches sich nicht durch in der Vergangenheit gegen ihn verhängte Strafen und Bewährungsauflagen oder Therapieversuche hat korrigieren lassen, aber einer Persönlichkeitsstörung nahekommt. Daneben stellt sich das Vorliegen einer Persönlichkeitsstörung, die möglicherweise nur schwer zu korrigieren ist, regelmäßig als negativer Faktor bei der Gefährlichkeitsprognose dar.

5.3.3 Die Bedeutung von Persönlichkeitsstörungen für Entscheidungen im Strafvollstreckungs- und Strafvollzugsverfahren

Der Beitrag von Kempfer (▶ Kap. 4) zeigt auf, in welch großem Umfang Persönlichkeitsstörungen der Inhaftierten und Maßregelpatienten die Entscheidungen im Straf- und Maßregelvollzug beeinflussen. Insgesamt wird man sagen können, dass der Schwerpunkt der Befassung mit Persönlichkeitsstörungen in den Verfahren nach der Verurteilung und/oder Anordnung einer Maßregel zu verorten ist.

5 Resümee

Dies gilt zuvörderst für die Frage der Prognose des künftigen Legalverhaltens:

1. Bei Entscheidungen über die Fortdauer bzw. Aussetzung der Straf- und Maßregelvollstreckung, die in hohem Maße von der Legalprognose abhängen, ist – von eher kurzen Freiheitsstrafen abgesehen – regelmäßig ein psychiatrisches oder psychologisches Gutachten einzuholen. Eine diagnostizierte Persönlichkeitsstörung gilt dabei sowohl in der klinischen Beurteilung als auch nach allen gängigen Prognoseinstrumenten als ungünstiger Prognosefaktor. Sowohl der Beitrag von Habermann (▶ Kap. 2) als auch der von Franke/Dudeck (▶ Kap. 3) warnen indes davor, aus der Diagnose einer Persönlichkeitsstörung ohne weiteres auf eine negative Prognose zu schließen. Dies gilt umso mehr, wenn jene keinen Deliktbezug aufweist. Entscheidend für die Verhaltenserwartung ist weniger das Vorliegen einer Persönlichkeitsstörung als solche als das bestimmter damit verbundener Eigenschaften, die sich ungünstig auf die Erwartung eines straffreien Lebens außerhalb des Vollzugs auswirken. Im Beitrag von Habermann wird nachdrücklich darauf verwiesen, dass nicht in erster Linie die Schwere der Persönlichkeitsauffälligkeit, die nicht einmal den Grad einer Störung erreichen muss, für das künftige Legalverhalten entscheidend ist, sondern ihr Deliktbezug. Dieser sei bei einer Persönlichkeitsstörung immer anzunehmen, wenn situative Faktoren die Straffälligkeit nicht erklären können.
2. In vielen Fällen wird eine Persönlichkeitsstörung erst bei der prognostischen Begutachtung »entdeckt«. Einige Gründe wurden oben bereits angeführt. Die Abweichungen zum Anlassurteil können darüber hinaus damit erklärt werden, dass – wie der Beitrag von Habermann (▶ Kap. 2) ausführt – die Probanden sich bei der Exploration und den Testverfahren im Vollstreckungsverfahren möglicherweise anders darstellen als im Erkenntnisverfahren. Der Beitrag von Franke/Dudeck (▶ Kap. 3) gibt zudem zu bedenken, dass die Besonderheiten psychischer Erkrankungen mitunter erst im Zeitablauf eindeutige Aussagen zulassen.

Wie rechtlich in den Fällen zu verfahren ist, in denen eine Persönlichkeitsstörung erst bei der Prognosebegutachtung diagnostiziert wird, gar die Einschätzung von der Beurteilung im Hauptverfahren ausdrücklich abweicht, fächert der Beitrag von Kempfer (▶ Kap. 4) im Einzelnen auf.

Grundsätzlich gilt, dass die rechtlichen Bewertungen des Urteils hingenommen werden müssen. All das, was bei der Schuldbeurteilung als normative, also vom Gericht und nicht vom Sachverständigen zu beantwortende Frage angesehen wird, steht auch für die Prognosestellung fest. Das gilt etwa für die Subsumtion der diagnostizierten Persönlichkeitsstörung unter den Begriff der schweren anderen seelischen Störung. Das heißt aber nur, dass diese Bewertung der Schwere der Störung zur Tatzeit hingenommen werden muss. Wie ausgeprägt sie zum Zeitpunkt der Prognosestellung (noch) ist, kann frei festgestellt werden. Eine Bindung an die tatsächlichen Feststellungen erwächst aus dem rechtskräftigen Urteil hingegen nicht ohne weiteres. In der Rechtsprechung der Oberlandesgerichte ist jedoch anerkannt, dass auch bestimmte im Urteil festgestellte Tatsachen im Rahmen der Prognose als gegeben hinzunehmen sind. Dies betrifft zunächst die abgeurteilte Tat, insbesondere die Täterschaft des Probanden. Auch andere festgestellte Umstände dürfen nicht in Zweifel gezogen werden. Wo die Abgrenzung im Einzelnen verläuft, bedarf noch der Klärung. Jedenfalls kann die ausdrückliche Feststellung im Urteil, dass eine Persönlichkeitsstörung vorlag, im Grundsatz nicht in Frage gestellt werden (vgl. den Beitrag von Kempfer). Insbesondere darf sie v. a. dann nicht durch die Diagnose einer anderen Erkrankung, die auf einer anderen Defektquelle beruht, ersetzt werden, wenn sie der Anordnung einer Maßregel zugrunde lag. Wohl aber können Art, Ausmaß und Wirkung einer festgestellten Störung anders bewertet werden. Wurde das Vorliegen einer Persönlichkeitsstörung im Hauptverfahren ausdrücklich verneint und findet sich dies im Urteil wieder, so erscheint es zweifelhaft, ob eine spätere Annahme, dass bereits zum Zeitpunkt der Tatbegehung eine Persönlichkeitsstörung vorlag, für das Prognosegutachten fruchtbar gemacht werden kann.
3. Wurde bereits im Urteil oder anlässlich einer früheren Begutachtung im Vollstreckungsverfahren eine Persönlichkeitsstörung festgestellt, so besteht die Gefahr, dass diese bei späteren Prüfungsterminen in steter Wiederholung als fortbestehend bestätigt und die daraus folgende schlechte Prognose fortgeschrieben wird, wenn nicht eine erfolgreiche therapeutische Aufarbeitung stattgefunden hat. Das ist besonders fatal, wenn – worauf der Beitrag von Franke/Dudeck (▶ Kap. 3) hinweist –

eine ursprünglich falsche Diagnose zur Anwendung ungeeigneter Therapien geführt hat. Insgesamt besteht bei dieser Vorgehensweise die Gefahr, dass eine frühere (falsch) negative Prognose ungeprüft wiederholt wird. Bei sehr langer Vollstreckung einer Strafe oder gar Maßregel erscheint der Schluss aus einer einmal diagnostizierten, nicht behandelten Persönlichkeitsstörung auf eine weiterhin schlechte Prognose oft fragwürdig, weil andere Faktoren wie Alter, Hospitalisierung u. ä., die die Persönlichkeitsstörung in ihren Auswirkungen und möglicherweise auch in ihrer Deliktbezogenheit abschwächen können, keine Berücksichtigung finden. Es stellt sich sogar noch weitergehend die Frage, ob nach Jahren der Hospitalisierung das Vorliegen einer Persönlichkeitsstörung überhaupt noch und anhand welcher Kriterien festgestellt werden kann. Insoweit ist auch zu bedenken, dass nach neueren Erkenntnissen eine Persönlichkeitsstörung nicht mehr unbedingt als überdauernd und in zeitlicher Hinsicht stabil bewertet werden muss. Sollte eine Persönlichkeitsstörung sich tatsächlich abgeschwächt haben, wird bei der prognostischen Beurteilung allerdings sorgfältig zu prüfen sein, ob dies auch für die deliktrelevanten Verhaltensweisen gilt (vgl. den Beitrag von Franke/Dudeck ▶ Kap. 3). Insgesamt muss – worauf der Beitrag von Franke/Dudeck hinweist – bei langen Freiheitsentziehungen bedacht werden, dass Beobachtungen ausschließlich im intramuralen Bereich nur unzureichend auf das Verhalten in Freiheit schließen lassen. Deshalb ist es auch schwer zu beurteilen, ob eine im Vollzug beobachtete Verhaltensänderung – zum Guten oder zum Schlechten – als überdauernd angesehen werden kann, wenn der Proband wieder in seinen Alltag und in sein Umfeld zurückkehrt. Umgekehrt vermögen – wie der Beitrag von Habermann darlegt (▶ Kap. 2) – bestimmte mit einer Persönlichkeitsstörung verbundene Eigenschaften die Anpassungsfähigkeit des Gefangenen an die Vollzugsbedingungen zu fördern. Der Eindruck eines unauffälligen, wenn nicht gar positiven Vollzugsverlaufs kann dann darüber hinwegtäuschen, dass die Persönlichkeitsstörung unverändert fortbesteht und sich extramural wieder deliktrelevant äußern wird.

Bei den im Beitrag von Kempfer (▶ Kap. 4) im Einzelnen aufgezeigten Entscheidungen über eine Erledigung der Maßregel nach § 67d Abs. 6 Satz

1 1. Alt. StGB ist ebenfalls danach zu unterscheiden, ob die Fehleinweisung auf falschen Tatsachenfeststellungen oder rechtlich unrichtiger Subsumtion beruht: Wurde hier die Schwere der Persönlichkeitsstörung durch das Gericht fehlerhaft bewertet und deshalb zu Unrecht das Vorliegen eines Eingangsmerkmals des § 20 StGB angenommen, dann ist für eine Korrektur im Wege der Erledigungserklärung kein Raum, weil diese Entscheidung in Rechtskraft erwachsen ist. Nur unrichtige Tatsachen (zu denen die auf der Grundlage des besonderen Sachverstands des Gutachters getroffenen Bewertungen zählen) können eine Erledigung begründen.

5.3.4 Die Behandlungsprognose

Nach § 246a StPO ist der Sachverständige, der vor der Unterbringung in einem psychiatrischen Krankenhaus oder in der Sicherungsverwahrung sowie in der Regel auch vor der in einer Entziehungsanstalt anzuhören ist, auch zu den Behandlungsaussichten zu befragen (s. o.). Für die Unterbringung in einer Entziehungsanstalt ist dies evident, weil die Erwartung eines konkreten Behandlungserfolges Voraussetzung der Anordnung ist. Dagegen können sowohl die Unterbringung in einem psychiatrischen Krankenhaus als auch die in der Sicherungsverwahrung auch ohne Besserungschance angeordnet werden. Dennoch muss sich das Gutachten insoweit auch mit der »Heilbarkeit« einer Persönlichkeitsstörung auseinandersetzen. Auch hier zeigen sich Nachteile, wenn die Persönlichkeitsstörung im Hauptverfahren – warum auch immer – nicht diagnostiziert wurde. Denn dies hat zur Folge, dass eine Behandlung, für die – das zeigt der Beitrag von Franke/Dudeck (▶ Kap. 3) – durchaus Therapiekonzepte bereit stehen und die auch im Vollzug der Freiheitsstrafe möglich wäre (vgl. den Beitrag von Habermann, ▶ Kap. 2), nicht stattfinden kann. Dabei besteht bei einer deliktrelevanten Persönlichkeitsstörung grundsätzlich eine Therapieindikation. Der Beitrag von Kempfer (▶ Kap. 4) zeigt darüber hinaus für das Vollstreckungsverfahren drei wesentliche Bereiche auf, in denen die Behandlung einer Störung, die häufig nur mit Hilfe eines Sachverständigen beurteilt werden kann, für die gerichtliche Entscheidung wichtig erscheint:

5 Resümee

1. Zunächst ist – konsequenterweise – die Unterbringung in einer Entziehungsanstalt zu beenden, wenn keine konkrete Aussicht auf Besserung mehr besteht. In diesem Fall ist die Behandlungsprognose des Urteils widerlegt. Ebenso wenig wie im Erkenntnisverfahren das Vorliegen einer Persönlichkeitsstörung allein die Nichtanordnung der Maßnahme rechtfertigt, genügt es auch hier nicht, aus der Persönlichkeitsstörung darauf zu schließen, dass der Untergebrachte nicht behandelbar ist. Vielmehr erfordert der Abbruch nach der Rechtsprechung eine – möglicherweise aus der Persönlichkeitsstörung resultierende – dauerhaft verfestigte Therapieunfähigkeit oder Behandlungsunwilligkeit.
2. Die Überweisung in den Vollzug einer anderen Maßregel nach § 67a StGB setzt voraus, dass dadurch die Resozialisierung des Verurteilten gefördert wird. Sie kommt deshalb nur in Betracht, wenn dem Betroffenen in der Maßregel, in die er verlegt werden soll, eine erfolgreichere Behandlung angeboten werden kann. Es liegt auf der Hand, dass sich hier das Gutachten intensiv mit der Behandlungsprognose auseinandersetzen muss.
3. Einen breiten Raum nimmt die Behandlungsprognose im Rahmen der vollzugsbegleitenden Überprüfung durch das Vollstreckungsgericht ein, ob dem Gefangenen während des einer Sicherungsverwahrung vorausgehenden Strafvollzugs eine angemessene Behandlung angeboten wird (§ 119a StVollzG). Der Beitrag von Kempfer (▶ Kap. 3) legt dies im Einzelnen dar. Die Aufgaben des Gerichts bestehen in einer regelmäßig zu wiederholenden Bewertung der dem Gefangenen angebotenen Therapie, insbesondere, ob ihm die für seine Störung passende Behandlung angeboten wurde und wie ein bislang unzureichendes Angebot künftig ausgestaltet werden kann. Angesichts der hohen Zahl von Persönlichkeitsstörungen bei den mit einer Sicherungsverwahrung belegten Gefangenen erfordert dies auf Seiten des Gerichts einen großen Sachverstand hinsichtlich der Therapiemöglichkeiten bei dieser Probandengruppe. Dieser Beurteilung muss eine fundierte Diagnose vorausgehen. Ohne sachverständige Hilfe werden sich die entsprechenden Fragen – entgegen den Gepflogenheiten der Praxis – oft nicht klären lassen.

Literatur

Boetticher A, Nedophil N, Bosinski HAG et al. (2005) Mindestanforderungen für Schuldfähigkeitsgutachten. NStZ: S. 57 ff.